Bibliothèque des Connaissances médicales

MARCEL NATHAN

Troubles juvéniles

de l'affectivité

et du caractère

Troubles juvéniles

de l'affectivité
et du caractère

MARCEL NATHAN

ANCIEN CHEF DE CLINIQUE DE LA FACULTÉ
ANCIEN INTERNE DES HÔPITAUX

Troubles juvéniles
de l'affectivité
et du caractère

ERNEST FLAMMARION, ÉDITEUR
26, RUE RACINE, PARIS

1930

INTRODUCTION

Notre caractère, au sens étymologique du mot, est ce qui est gravé en nous, c'est-à-dire ce qui demeure parmi les variations continuelles de notre être physique et psychique ; lorsque nous disons ce qui demeure, il faut prendre ce terme dans son sens le plus relatif, car des changements en apparence superficiels, insignifiants, finissent par entraîner peu à peu ce que nous appelons le fond même de notre personnalité.

Notre fond change, notre fond évolue, mais non pas à la façon d'une plante, dont le destin est inscrit dans la graine, dont la floraison, la fécondation, la fructification semblent dictées par une loi immuable, lorsque les circonstances extérieures demeurent inchangées. « Chacun des moments de notre vie, dit Bergson, est une espèce de création. Et de même que le talent du peintre se forme et se déforme, en tous cas, se modifie sous l'influence même des œuvres qu'il produit, ainsi chacun de nos états, en même temps qu'il sort de nous, modifie notre personne, étant la forme nouvelle que nous venons de nous donner. On a donc raison de dire que ce que nous faisons dépend de ce que nous sommes, mais il faut ajouter que nous sommes, dans une certaine mesure, ce que nous faisons, et que nous nous créons continuellement nous-mêmes ». On peut encore appliquer à notre caractère ce que Bergson dit de la durée : « La durée est le progrès continu du passé qui ronge l'avenir et se gonfle en avançant ». Il est donc possible avec Bergson de mettre d'accord ceux qui dans les composantes du caractère ne s'attachent qu'à l'inné et d'autre part ceux qui ne s'attachent qu'à l'acquis : notre caractère comporte l'un et l'autre, c'est dans un courant continu, l'instant qui précède qui se penche sur l'instant qui le suit. Ainsi évolue-t-il sans cesse, sans que l'on puisse dire que ce soient des variations sur un même thème, bien que « notre courbure initiale » se laisse forcément percevoir sous les alluvions successives de notre devenir.

A côté de ce mouvement pour ainsi dire continu, il est, dans la vie, des périodes de crises somato-psychiques (1), qui marquent incontestablement sur notre caractère, au point de le modifier plus ou moins complètement. Parmi ces crises, une des plus graves et des plus critiques est la puberté, qui est liée à l'apparition de la fonction génésique et au développement des instincts qui lui correspondent. Dans ces conditions le sujet le plus normal n'échappe pas à un certain désarroi ; il rappelle, dans une certaine mesure,

(1) Corporelles et psychiques.

le navire du conte de Kipling, qui retrouve son âme ; il ne la retrouve que dans une tempête, lorsqu'après une période de flottement plus ou moins prolongée, les différents rouages prennent respectivement conscience les uns des autres et finissent, suivant l'expression de Kipling, par acquérir une âme. Des maîtres de la construction navale m'ont confirmé la vérité du point de départ de Kipling : on peut tout prévoir dans le plan, mais il est de ces impondérables qui constituent ce que l'on appelle l'âme du navire qui, elle, ne se révèle qu'à la première tempête. Il en est ainsi de l'âme de l'adolescent. — Mais point toutefois dans la mesure où le voudraient les écrivains romantiques, les auteurs de mémoires, qui pour la plupart ne racontent leur adolescence qu'au seuil de leur vieillesse, de telle sorte que la perspective en est complètement faussée. Il ne faut pas trop voir l'adolescent à travers Chérubin, encore moins à travers René et Obermann ; nous aurons l'occasion d'insister sur ce point au cours de cette étude.

Si la tempête, que décrit le conteur anglais, est la première épreuve que le navire de Kipling a subie, il n'en est pas de même de l'adolescent. L'enfance, la prime enfance, a pu être pour beaucoup une pénible école qui a marqué dans leur psychisme ; la crise pubérale s'ajoute aux multiples crises infantiles, dont certaines ont pu passer inaperçues de l'entourage ou se sont présentées sous des symptômes d'emprunt. Ces dernières sont les plus graves, dans leur pronostic, car les troubles qu'elles engendrent sont, pour ainsi dire, tissés dans la personnalité du sujet. Celles qui apparaissent au cours de la puberté, à part celles qui relèvent de la démence précoce, ne sont pour ainsi dire qu'enclavées dans le psychisme et disparaissent aisément dès que l'on a trouvé le plan de clivage.

Reprenons à présent l'étude du caractère, que nous venons à peine d'ébaucher. Si, laissant de côté la question de ses variations au cours de la vie, nous abordons celle de ses composantes, nous voyons qu'à l'exception de Kant les auteurs sont pour ainsi dire unanimes à donner à l'affectivité le pas sur l'intelligence. Cette opinion comporte une grande part de vérité ; toutefois une réserve s'impose, car il nous semble imprudent de séparer trop radicalement l'intelligence de l'affectivité. L'intelligence en effet colore, subtilise, enrichit la sensibilité, comme le langage enrichit, colore et subtilise la pensée, facilite, si l'on peut dire, les échanges d'affectivité de sujet à sujet, pour le plus grand bien de l'un et de l'autre. D'autre part, sans l'affectivité, l'intelligence est pour ainsi dire lettre morte ; tous nos jugements, même les plus abstraits en apparence, les plus scrupuleusement techniques, comportent une part d'affectif ; toutes nos études, même les plus objectives, ne nous intéressent que par la part d'affectif que nous y mêlons ; pour le savant, l'érudit, les formules algébriques, les caractères anciens, la philologie etc. ont une vie, une personnalité, qui échappe aux non initiés. C'est cet appoint affectif qui assure le courant continu de la pensée, qui fait qu'une pensée, conformément aux idées bergsoniennes, se penche sur celle qui la suit. La preuve en est donnée par ces sujets atteints du « sentiment du vide » si bien étudié par Pierre Janet dans son ouvrage *De l'angoisse à l'extase*. Les processus cogitatifs (1) sont chez eux complètement décolorés, à tel point que la personnalité ne les reconnaît plus comme siens et doit à chaque instant vérifier sur elle ses titres de propriété. La pensée agit au ralenti, sous un contrôle perpétuel, l'élan psychique vital a complètement disparu. Du reste une telle démarche n'a rien de naturel, elle représente une réaction d'épuisement de l'organisme psychique, ainsi que le prouvent les observations de Pierre Janet, de même que celle que nous avons publiée dans un ouvrage précédent. Cette réserve faite, l'affectivité règne en maîtresse sur la formation et sur l'évolution de notre caractère.

L'affectivité est loin d'être un corps simple : elle est à l'intersection du somatique et du psychique, elle est le théâtre de leurs réactions incessantes. « La personnalité normale ou pathologique, dit Dupré, représente la somme et la synthèse de toutes les activités organiques et fonctionnelles dont la symphonie assure, dans le temps et dans l'espace, la vie de l'individu ».

(1) De la pensée.

Cette harmonieuse symphonie, qui résulte de la synergie parfaite de nos fonctions viscérales, constitue ce que, depuis le siècle dernier, les philosophes ont désigné sous le nom d'*état cénesthésique* (Κοινή commune, Αἴσθησις sensation). Les physiologistes contemporains ont bien établi dans cet état le rôle des équilibres végétatifs et endocriniens ; végétatifs c'est-à-dire liés à l'action harmonieuse et couplée des deux nerfs vague et grand sympathique, qui assurent le fonctionnement automatique de nos viscères ; endocrinien c'est-à-dire de nos glandes à sécrétion interne. Mais comme l'ont également établi les travaux de ces dix dernières années, c'est encore par ces mêmes systèmes que notre affectif trahit sa souffrance ou sa joie ; la tristesse, la dépression rompt l'équilibre en faveur du vague, l'excitation, la joie en faveur du système sympathique et des glandes endocrines qui le stimulent. Sous l'influence de causes dépressives continues, subintrantes, l'attitude de notre système végétatif se stabilise dans le sens de la vagotonie ; dans le cas contraire il se stabilise dans celui de la sympathicotonie. Ainsi de même que l'expression habituelle de notre visage permet à l'observateur de lire l'histoire de notre affectivité, d'en saisir les dominantes, de même l'expression vagotonique ou sympathicotonique de notre appareil végétatif permet de juger des profondeurs de notre émotivité ; notre appareil végétatif, notre appareil endocrinien possèdent donc eux aussi leur physionomie. Contrairement aux physiognomonistes, nous sommes donc plus disposés à nous fier à l'expression d'un visage qu'à ses proportions relatives et à la morphologie de ses traits. Il semble que les commandes des appareils végétatif et endocrinien siègent, ainsi que le pensaient Camus et Roussy, dans une zone du 3e ventricule à laquelle ces auteurs ont donné le nom de cerveau affectif et qui représente en effet le carrefour du corps et de l'âme, du somatique et du psychique.

Les études de ces dernières années ont montré que certaines régions corticales devaient être également comprises dans le cerveau affectif. Ce sont des données sur lesquelles nous reviendrons à propos des troubles affectifs qui caractérisent certaines maladies organiques du système nerveux.

Ce rôle des facteurs endocriniens dans la constitution et dans l'évolution de notre caractère a été bien mis en lumière par Laignel-Lavastine et par ses élèves. Il parlait déjà en 1914 d'un endocrino-diagnostic des caractères. « Des coléreux, disait-il, ne le sont que par tempérament thyroïdien, comme des paresseux ne le sont que par hypoplasie de la surrénale. » Mais il ne prétend pas généraliser, car il ajoute aussitôt : « Si souvent dans le caractère entre un facteur endocrinien, je ne dis pas qu'il en entre toujours et bien d'autres éléments jouent dans sa formation un rôle primordial. » Nous partageons son éclectisme. Certaines modifications physiques de l'appareil endocrinien sont susceptibles de réagir sur le caractère ; le basedowien est un violent, un coléreux ; l'hypothyroïdien est un lent et un endormi ;

certaines tumeurs de la surrénale déterminent
chez la jeune fille une évolution vers le type mas-
culin, tant physique que psychique, des affinités
homosexuelles, etc. ; ce sont là des modifications
grossières du caractère. Toutefois, comme nous
l'avons expliqué plus haut, l'appareil endocrinien,
comme l'appareil végétatif, représentent le système d'expression de l'affectif, dont ils subissent
les influences, surtout lorsqu'elles s'exercent de
façon continue. La révolution russe, ainsi que le
signalait Marañon, a donné lieu ainsi à une véritable efflorescence de maladiés de Basedow, dont
nous avons pu nous-même observer plusieurs
cas.

Tout ce qui précède explique la part prépondérante que l'affectivité prend à la crise
pubérale, normale et pathologique. La puberté est
en effet définie, comme nous le disions plus
haut, par l'apparition des fonctions génésiques,
fonctions d'ordre purement physiologique, qui déterminent l'éclosion d'instincts nouveaux, eux-mêmes
susceptibles de bouleverser l'équilibre psycho-
affectif qui s'était laborieusement établi au cours
de la période infantile. On sait que cette définition
de la puberté ne réunit pas tous les suffrages, puisque Freud et ses élèves ont insisté sur la précocité
de l'instinct sexuel chez l'enfant ; la fixation
primitive de cet instinct au parent du sexe opposé
représente le fond même du complexe d'Œdipe,
qui, d'après l'école psychanalytique, est le point
de départ de bien des psychoses. L'enfant est
encore, d'après cet auteur, un petit pervers,

un petit cruel et même à l'occasion un petit sadique.

Assurément il existe une sensualité chez l'enfant, toute rudimentaire soit-elle. Elle peut même s'exagérer dans de notables proportions chez certains sujets. Un de nos malades en particulier, aujourd'hui âgé de 30 ans, se souvient de la sensation que lui produisit à l'âge de quatre ans le contact des organes génitaux de sa nourrice : à l'âge de cinq ans il aurait désiré approcher des fillettes, mais sentait que c'était là une chose défendue. Nous pouvons encore citer le cas d'une fillette que sa nourrice avait initiée à une masturbation précoce. Mais ces faits sont l'exception et en général les sensations voluptueuses de cet âge sont à mettre en parallèle avec celles qu'éprouve le jeune enfant à sucer son pouce et ne nous semblent pas avoir réellement toute la portée que leur attribue l'école freudienne. Parfois, comme à un de nos malades, cette sexualité précoce donne une certaine honte de lui-même, parce qu'il se sent différent des autres, et surtout parce que ses débordements lui attirent de la part de l'entourage des semonces parfois imprudentes. Ce n'est pas le cas général, tout au moins, chez le jeune enfant, dont, suivant Freud, les perversions s'étalent avec tout le cynisme de l'ignorance.

Ces réserves faites, la sexualité vraie, où le sentiment s'associe à l'instinct, apparaît réellement à la période pubérale et surprend souvent le jeune sujet. Nous n'insistons pas ici sur les modifications physiques déterminées par la puberté ; disons seulement qu'elles entraînent à leur suite celui des équilibres vagosympathique, endocrinien qui, comme nous l'avons vu plus haut, jouent un grand rôle et dans notre cénesthésie, agréable ou pénible, et dans l'expression même de nos émotions. D'où désarroi physico-psychique, physico-affectif, se produisant surtout dans le sens de l'excitation et de l'expansion.

Mais la puberté ne se fait pas en un jour : pendant plusieurs années, cinq ou six ans environ, l'enfant et l'adulte coexistent dans le psychisme comme dans le physique de l'adolescent, comme dans les accents bitonaux de sa voix. L'évolution de cet âge ingrat est relativement lente. Chez la jeune fille Mendousse en a assez heureusement figuré ces étapes sous le nom de crise de formation, d'âge des vaines tendresses à caractère souvent homosexuel, d'âge de l'esprit romanesque, d'âge du plein épanouissement et de la pleine harmonie.

L'adolescent est de ce fait un être impulsif, aux impulsions souvent contradictoires, qui ne se comprend plus lui-même, à la fois fier et honteux de sa personnalité nouvelle ; sa fierté, il la montre de bien des façons : par son agressivité, par son esprit de contradiction systématique et d'indépendance, qui lui sert à affirmer son existence ; mais comme sa voix, son expression le trahit plus d'une fois, il va plus loin qu'il ne faut dans la contradiction et saisit après coup le ridicule de son attitude. Sa honte est toute de timidité, car à cet âge il n'est pas maître de ses nuances, sa gamme

affective ne connaît que le forte ou le pianissimo ;
son intelligence lui signale ses écarts, il court sans
cesse après son centre de gravité psychique, il
est un déséquilibré d'ordre affectif. Certains, ou
plutôt certaines, éprouvent à cet âge une sorte de
phobie de la puberté, phobie de la maternité,
de regret de leurs formes infantiles qu'elles trouvent
plus harmonieuses que les formes juvéniles. C'est
le cas de certaines anorexiques dites mentales.

On comprend ainsi que les désordres en quelque
sorte physiologiques de la puberté intéressent plus
particulièrement l'affectivité ; l'intelligence cherche
vainement à comprendre la situation, car si on ne
l'oriente point, il lui est assez difficile de la rai-
sonner de façon logique ; là encore, dans bien des
circonstances de la vie individuelle et sociale,
la logique affective prime la logique rationnelle.
Mais il est une faculté qui joue à cette époque un
rôle primordial, c'est l'imagination ; elle objective
toutes les aspirations de l'affectivité, soit par ses
propres moyens, soit à la faveur des lectures,
que bien des adolescents cherchent à revivre.
Nous avons, dans des études précédentes, parlé
de cette jeune fille, fort intelligente et fort imaginative, qui vivait comme au jour le jour le roman
de Graziella et qui fit un jour tout ce qu'elle
put pour contracter une pneumonie, afin de
faire sa convalescence au pays même de l'hé-
roïne. L'imagination, tout en servant l'affectivité,
l'intensifie, l'objective, la précise et c'est à ces
séries de chocs en retour qu'il nous faut attribuer les formes romantiques exaltées de la men-

talité juvénile, du type René, Obermann, etc.
Il convient aussi, dans ces personnages, de faire,
comme nous l'avons dit plus haut, la part d'un
certain recul, car ces conceptions après coup se
sont concrétisées durant l'âge mûr : jamais les
auteurs n'ont écrit sous l'influence même de l'exaltation pubérale. Et même les quelques rares poètes
qui nous ont confié, au moment même où ils les
éprouvaient, les tendances romantiques de leur
adolescence n'ont pas été sans subir l'influence
de leurs lectures ; jamais pour ainsi dire cette
mentalité ne nous a été transmise à l'état naissant.
Mendousse rapporte cependant certains documents
assez intéressants, certaines lettres, certains fragments du journal intime de jeunes filles. Mais
jusqu'à quel point ces écrits n'ont-ils pas été dic-
tés par une certaine coquetterie de la personnalité,
toujours suspecte de la déformer suivant un « idéal
du moi » pour employer l'expression chère aux
psychanalystes. Cependant la vérité peut percer
sous ce maquillage, comme dans certains récits
mythomaniaques, si souvent révélateurs. On pourrait dire à leur propos avec Edmond About que
les histoires les plus vraies ne sont pas celles qui
sont arrivées.

A la faveur de cet état d'éréthisme psychique, à
notre avis, l'imagination, la littérature à type
romantique ajoutent beaucoup à la nature, car
à notre époque, les types d'adolescents qu'elle a
immortalisés nous paraissent de plus en plus rares ;
il suffit de regarder autour de soi pour se rendre
compte que les romantiques représentent des

types d'exception. C'est qu'actuellement l'éducation familiale se montre souvent plus perspicace et que le romantisme a plus ou moins passé de mode. Je connais bien des adolescents aussi effervescents que leurs devanciers, mais parmi eux je chercherais vainement des Werther, à qui certains de mes contemporains cherchaient encore à donner une pâle réplique. Cette évolution a encore une autre cause : c'est l'éducation dès l'enfance plus ou moins commune des deux sexes. L'habitude de la vie en commun dès les plus jeunes années enlève au sexe opposé tout ce qui faisait son mystère. On rêve en général ce que l'on connaît imparfaitement, par ouï-dire ; la rêverie en complète, en auréole, en sensualise l'image, suivant les dispositions du sujet. La jeune fille n'est plus pour le jeune homme l'être dont il rêve, au gré de ses lectures et de ses aspirations. Elle est une réalité qui ne perd rien de son charme pour être vue sous son véritable jour. De ce fait le romanesque de l'adolescent perd une grande partie de ses droits. Nous ne voulons pas dire que nos jeunes gens d'aujourd'hui aient perdu toute poésie ; nous ne voulons pas incriminer le prosaïsme des nécessités de l'heure, qui impose silence à bien des rêves ; nous voulons simplement montrer que les circonstances de notre vie, les idées de notre époque ont réduit, dans cet éréthisme affectif de l'adolescence, le coefficient imaginatif, sans dessécher l'âme de nos jeunes contemporains. Cela ne veut pas dire, loin de là, que la pathologie affective de l'adolescence ait quitté notre planète. Ainsi que nous l'avons dit, dans notre précédent chapitre, l'affectivité peut être atteinte soit au cours des maladies organiques de l'encéphale, soit en dehors de toute affection dont l'organicité apparaisse avec nos moyens d'investigation actuels.

Nous ne revenons pas à cet occasion sur un point que nous avons longuement débattu dans un ouvrage antérieur ; c'est qu'il n'existe point de cloisons étanches entre l'organique et le non organique, puisque par exemple les psychoses touchant l'affectivité comportent en général des modifications du métabolisme et des équilibres végétatifs ou endocriniens. C'est à la physiologie que nous nous adresserons plutôt qu'à la recherche et aux conceptions anatomo-cliniques qui sur bien des points conservent leur valeur intégrale.

Troubles juvéniles de l'affectivité et du caractère

TROUBLES DE L'AFFECTIVITÉ
ET DU CARACTÈRE
DANS LES PSYCHOSES ORGANIQUES

Abordons tout d'abord notre sujet par son côté le plus objectif et le plus aisément accessible : celui des troubles affectifs et éthiques liés aux psychoses notoirement organiques. Ce sont là des notions fort classiques depuis les publications de Velpeau et Delpech, de Nobile, de David Ferrier, qui ont porté principalement sur les tumeurs cérébrales ; en 1888 Eléonora Welt écrivait une thèse fort intéressante sur les modifications du caractère liées aux lésions du lobe frontal. Les nombreux travaux consacrés, dans ces dernières années, aux tumeurs cérébrales ont confirmé et complété ces enseignements. Il n'est pas rare en effet de constater des cas de tumeurs du lobe frontal, dont la séméiologie se borne à des troubles psychiques, à l'exclusion de tout symptôme d'ordre neurologique : les statistiques du travail déjà ancien de Schuster, celles de l'excellente thèse de Baruk en font foi et parmi ces modifications psychiques les troubles de l'affectivité et du caractère occupent une place d'honneur. Une des manifestations les plus courantes consiste dans une jovialité spéciale avec recherche des assonances, des mots d'esprit (*Witzelsuchl*, *Moria* des auteurs allemands), avec agitation joyeuse, affabilité, accompagnées souvent d'écarts de la conduite portant principalement sur la sexualité. Assurément en pareil cas l'intelligence est loin d'être indemne, car tout d'abord ces facéties ne sont pas toujours du meilleur goût et assez rapidement elles tournent à la stéréotypie. Un des malades les plus typiques à cet égard était ce violoncelliste, interné à Bicêtre, dans le service de notre maître Séglas, qui avait composé une série de pots-pourris sur des airs connus, qu'il débitait sans cesse, en les accompagnant de gesticulations et de pas de danse. L'un d'eux, qu'il chantait sur l'air de la *Marseillaise*, débutait ainsi :

> « *Allons Enfants de la Patrie,*
> « *Le jour de boire est arrivé,*
> « *C'est pour vous que les boudins grillent...* » *etc.*

Une malade d'Alajouanine, Baruk et Lagrange, appelait les infirmières « délicieuses petites minettes », le médecin « un digne et saint homme ». L'attitude puérile, bien mise en valeur par Dupré, est assez fréquente, donnant lieu à des bizarreries du comportement. Un malade de P. Marie, Bouttier et Van Bogaërt, allant au concert, monte à l'orchestre et va serrer la main du pompier de service : il veut conduire sa femme dans une maison publique, qu'il trouve « intéressante ». Un malade de Gianelli se met à voler, à tenir aux femmes des discours indécents. Ces sujets étaient auparavant parfaitement équilibrés, de mœurs et de manières absolument irréprochables.

Tous ces troubles ne se rencontrent guère qu'au cours des tumeurs intéressant le lobe frontal et le corps calleux ; l'on peut donc dire avec William Browing que le lobe frontal comporte « un centre moral ». Ces considérations nous éloignent quelque peu de l'adolescence au cours de laquelle les tumeurs sont relativement rares, mais elles sont intéressantes du point de vue de la physio-pathologie même des troubles du caractère, de l'éthique et de l'affectivité.

Assurément ces travaux ne permettent pas encore d'éclairer la nature même de l'affectivité, pas plus que celle des rapports du cerveau et de la pensée. Connaissant l'instrument dont la destruction lèse l'affectivité, nous ne considérerons pas l'affectivité comme une sécrétion de la zone ainsi touchée, pas plus que nous n'identifierons le violon au talent de l'instrumentiste et à l'œuvre des maîtres qu'il sert à interpréter. Nous nous bornons dans cette étude au seul point de vue pragmatique.

Qu'il s'agisse d'expérimentation portant sur l'animal (le primate supérieur) ou de constatations faites sur des sujets atteints de lésions traumatiques (1) ou néoplasiques (2) de l'encéphale (du lobe frontal en particulier), toutes les études confirment

(1) Par blessures.
(2) Par tumeur.

cette thèse, que nous avions posée au début du chapitre précédent, à savoir : qu'il est aussi antiphysiologique qu'antipsychologique de séparer l'intel-

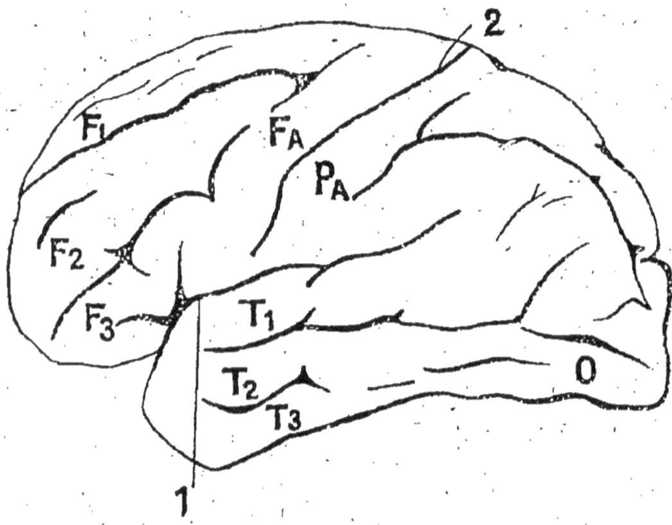

FIGURE I

Face externe ou hémisphères cérébraux.

1. *Scissure de Sylvius.*
2. *Scissure de Rolando.*

Lobe frontal.
{ F_A. *Circonvolution frontale ascendante.*
F_1. *1ʳᵉ circonvolution frontale.*
F_2. *2ᵉ circonvolution frontale.*
F_3. *3ᵉ circonvolution frontale.* } *Lobe préfrontal.*

P_A. *Pariétale ascendante.* T_1. T_2. T_3. *Circonvolutions temporales.*
O. *Circonvolutions occipitales.*

ligence de l'affectivité, car les mêmes lésions du lobe frontal compromettent également l'une et l'autre.

Enlevez par exemple à un singe le lobe

préfrontal, c'est-à-dire l'ensemble du lobe frontal moins la circonvolution frontale ascendante : tout le comportement s'en trouvera troublé, tant dans la mobilité pertinente, dans l'intelligence pragmatique que dans l'affectivité. Le singe prendra par exemple, comme l'un des animaux de Bianchi, un morceau de craie pour un morceau de sucre et l'avalera gloutonnement ; il ne se laissera plus approcher par ses gardiens familiers, auxquels il prodiguait naguère les marques de l'affection ; il ne se mettra plus en état de défense en présence d'inconnus ; il se bornera à trembler et à se blottir dans un coin de sa cage. Le lobe préfrontal, d'après les conceptions présentes, d'après les admirables travaux de l'heure, bien résumés et présentés dans l'article d'ensemble de Lhermitte, à qui l'on ne saurait reprocher qu'une trop grande réserve à l'égard de ses recherches personnelles, le lobe préfrontal, disions-nous, préside à la synthèse de la personnalité psychique et à l'orientation pragmatique du comportement, au triple point de vue moteur, sensorio-affectif et intellectuel. C'est par lui que doivent passer toutes les sensations destinées à être incorporées à la personnalité et à la conscience, c'est par lui que l'être raisonnable domine l'être primitif, que l'affectivité acquiert certaines qualités, certains raffinements, c'est par lui que le mouvement devient harmonieux et pertinent.

Pour ce qui est du mouvement, rappelons les belles expériences de Claude et Baruk. En injectant du somnifène dans les veines de certains malades, les auteurs constatent tout d'abord certains mouvements, qui correspondent à des gestes plus ou moins logiques ; un peu plus de somnifène, et l'on voit apparaître des mouvements ou des attitudes qui n'ont plus rien du geste et rappellent les convulsions de la crise épileptique. C'est donc que, dans le domaine moteur, le lobe frontal ne laisse échapper que des gestes plus ou moins pertinents, déjà harmonisés par les noyaux centraux, les corps striés en particulier et le cervelet qui se contrôlent et se compensent l'un l'autre ; si le frein strio-cérébelleux fléchit, c'est la gesticulation qui ne ressemble plus en rien à un mouvement spontané.

Dans la sphère du psychique, il en est de même ; la destruction plus ou moins complète de ce lobe préfrontal, sous l'influence d'un traumatisme ou d'une tumeur, libère l'être instinctif c'est-à-dire le primitif ; le sujet se laisse aller à la gloutonnerie, à la violence, à la combativité aveugle, aux instincts génésiques effrénés du primitif : parfois triste sans motif, il est souvent d'une gaîté injustifiée, parlant à tort et à travers, faisant des mots d'esprit fort mauvais à propos de tout. Son humeur n'est plus en harmonie avec les circonstances extérieures ; parfois même il semble avoir une vie tout intérieure, pareille, à certains points de vue, à celle des sujets que nous étudierons plus loin sous le nom de schizophrènes. Cette attitude peut en imposer pour des silences éloquents et pleins de majesté ; dans la réalité on peut dire, comme disait Saint-Simon de certain personnage, qu'il fait tout au plus mine de penser creux.

Dans la sphère intellectuelle, les auteurs ont été frappés de ce fait que ces sujets, à mimique souvent nulle, et figée, ont gardé un grand nombre de leurs jugements critiques, de leurs jugements éthiques, de notions anciennement acquises, mais qu'ils sont incapables de les appliquer à la situation du moment, de les utiliser à des fins pragmatiques ; ils sont des pauvres malgré leurs coffres suffisamment garnis pour faire honnêtement face à des conjonctures normales. Ils sont incapables de parer à la réalité, malgré un capital intellectuel relativement intact.

Qu'il s'agisse de mouvement, de pensée, d'affectivité, le lobe préfrontal est donc bien, comme nous le disions, le lobe du pragmatisme. Un autre fait, d'ordre histologique, explique encore cette solidarité du cogitatif et de l'affectif. On sait, grâce aux travaux de Brodman, et plus récemment grâce aux remarquables études de Von Economo, que, parmi les six couches de cellules, qui composent les hémisphères (couches alternées de cellules pyramidales et de cellules granuleuses) les cellules pyramidales président plus particulièrement à la motricité, les cellules granuleuses au sensoriel et au sensoriopsychique. Or il s'en faut que, sous le rapport de la présence et de l'importance respective de ces diverses couches, les diverses circonvolutions, les différents segments d'une même circonvolution, soient également pourvus. Brodman et Von Economo distin-

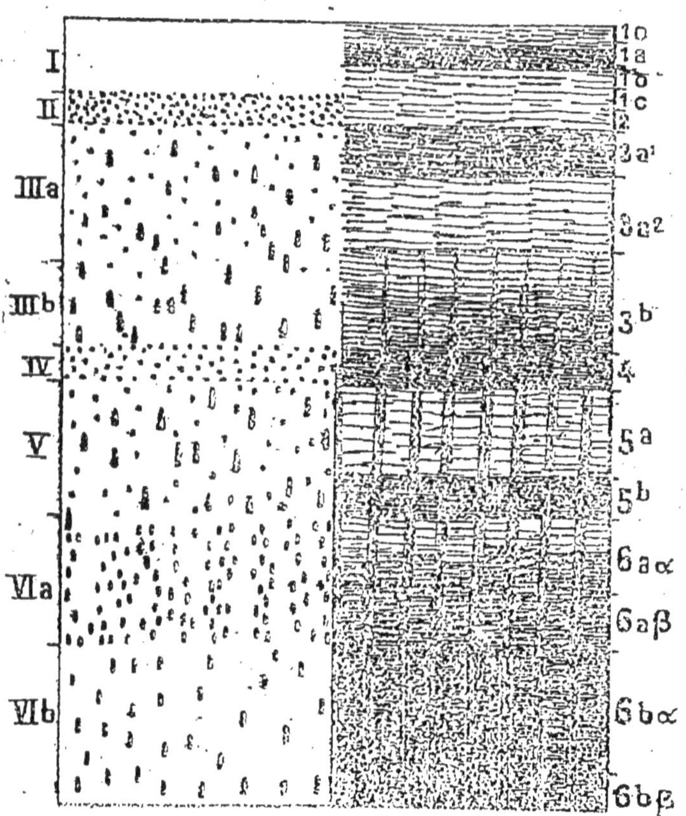

FIGURE II

(extraite de Piéron, *Le cerveau et la pensée*).

*Ce schéma montre l'alternance des couches de cellules
pyramidales (cellules motrices) et de cellules granuleuses (cellules sensitives et psychiques) dans la coupe
d'une circonvolution typique. Dans la réalité, dans
presque toute la corticalité, ces deux types coexistent,
mais leur abondance respective est variable non seulement suivant les circonvolutions, mais suivant certains
« champs » dont la topographie ne se superpose pas à
celle des circonvolutions (V. fig. III).*

Nous faisons grâce au lecteur de la nomenclature des
différentes couches qui figurent sur ce schéma.

guent six types principaux de répartition des
cellules granuleuses et pyramidales. Or à côté
de centres presque purement moteurs, c'est-à-
dire composés en majeure partie de cellules pyramidales (circonvolutions rolandiques), de cen-

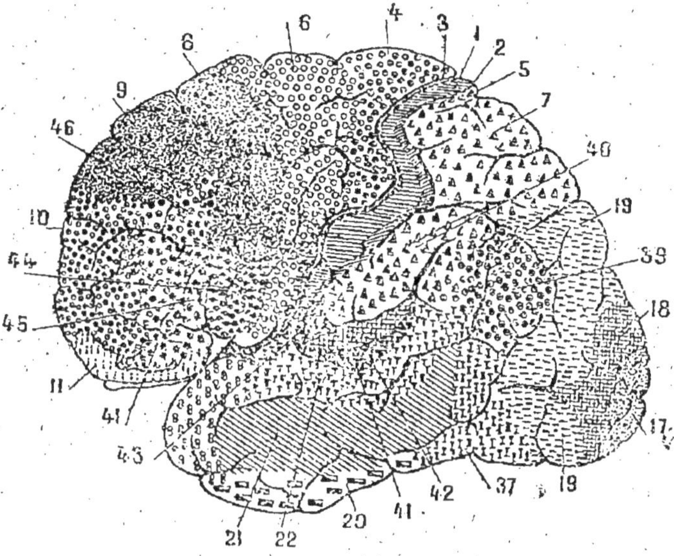

FIGURE III.

Schéma de Brodman (Piéron, *Le cerveau et la pensée*).

*Topographie des champs de la face externe du cortex suivant
leur richesse respective en cellules motrices et en cellules
psycho-sensitives.*

tres presque purement sensitifs ou sensoriels
(centre optique, zone occipitale, ou acoustique,
zone temporale) composés en majeure partie d'éléments de type granuleux, la majorité des autres
centres comportent en proportions variables des

cellules des deux ordres. Ce sont donc à la fois des centres psychiques, moteurs, sensitifs et peut-être aussi affectifs. Cette conception domine à juste titre les idées actuelles et confirme dans une certaine mesure les opinions de Pawlov, qui voit dans toute activité pertinente l'acquisition d'un *réflexe conditionnel.* Voici ce que l'on entend par réflexe conditionnel.

Le réflexe conditionnel le plus simple, le plus accessible peut s'observer chez les chiens, dont on surveille la sécrétion gastrique à l'aide d'une fistule stomacale. La seule présentation de viande suffit à déterminer un afflux de sécrétion gastrique. Supposons que dans tous les cas on fasse précéder la présentation de la viande de l'audition d'une sonnerie déterminée, celle-ci deviendra comme le signal de la présentation de la viande et finalement il suffira de faire entendre cette sonnerie, sans présenter de viande, pour saisir, chez les animaux en expérience, le même afflux de suc gastrique. Un tel réflexe est ce que Pawlov a appelé un réflexe conditionnel. Notre activité psychique résulterait en partie de réflexes de ce genre, plus compliqués, il est vrai, mais réductibles en dernière analyse à un cycle identique. Ces réflexes secondairement acquis constituent donc ces mécanismes tout montés dont parlent Bergson, Pierre Marie et Foix et sur lesquels le lobe préfrontal, c'est-à-dire notre initiative, n'aura plus qu'à opérer une sélection, afin de laisser aboutir les uns et d'inhiber les autres. Si certains de ces mécanismes déclanchent des actions, la plupart d'entre eux influencent l'émotivité et l'affectivité et conditionnent de la sorte notre expérience affective.

Nous avons signalé plus haut les modifications de l'affectivité suivant l'état vago ou sympathicotonique, suivant les fluctuations de l'équilibre des glandes à sécrétion interne. L'action de l'appareil végétatif et de l'appareil endocrinien sur l'excitabilité du lobe préfrontal a été mise en lumière, démontrée objectivement, par les admirables expériences de Santenoise et de ses élèves, qui ont établi que suivant l'état plus ou moins vagotonique, une même zone du lobe préfrontal répondait plus ou moins rapidement à une même excitation électrique.

Toutes ces expériences, toutes ces études objectives établissent donc, sous des modalités différentes, que l'affectivité dépend de l'état cénesthésique, c'est-à-dire des centres cérébraux qui entourent le 3ᵉ ventricule (cerveau affectif de Camus et Roussy), mais que d'autre part cette affectivité primitive, impulsive, est contrôlée par le lobe préfrontal, et, suivant les cas, exaltée ou inhibée par lui ; que d'autre part tout ce qui est pertinent, pragmatique, dans le domaine sensoriel, moteur, affectif ou autre, est sous le contrôle de ce système préfrontal. Mignard, récemment décédé, insistait, sans préciser sa localisation, sur cet appareil de régulation qu'il appelait l'*appareil d'auto-conduction psychomotrice* (auto-conduction signifiant libre direction de soi-même).

cette notion semble avoir été confirmée et enri-
chie par tous les travaux que nous venons de rap-

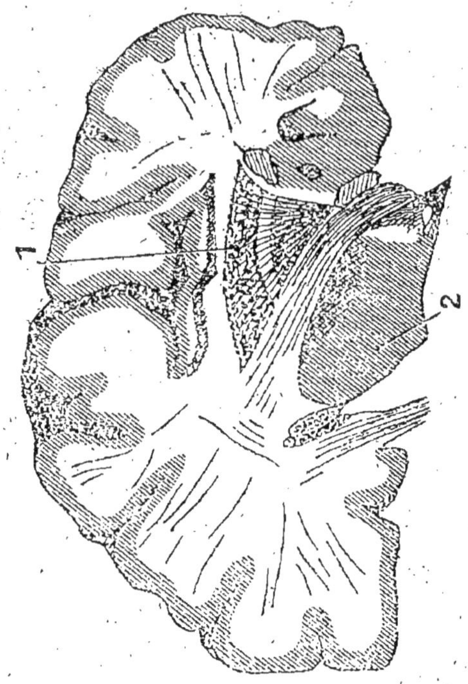

FIGURE IV

Coupe frontale (moitié), ou cerveau (dite de Pitres).
En dehors des circonvolutions des hémisphères.
1. *Coupe du corps strié.*
2. *Couche optique. En dedans de la couche optique, entre les couches optiques droite et gauche, espace libre du 3e ventricule.*

porter. Elle est fort importante pour la compréhension des troubles de l'affectivité et du caractère, liés aux lésions anatomiques du cerveau.

Toutes ces considérations trouveront leur application dans les chapitres qui vont suivre. Parmi les lésions anatomiques, il est juste que nous nous bor-

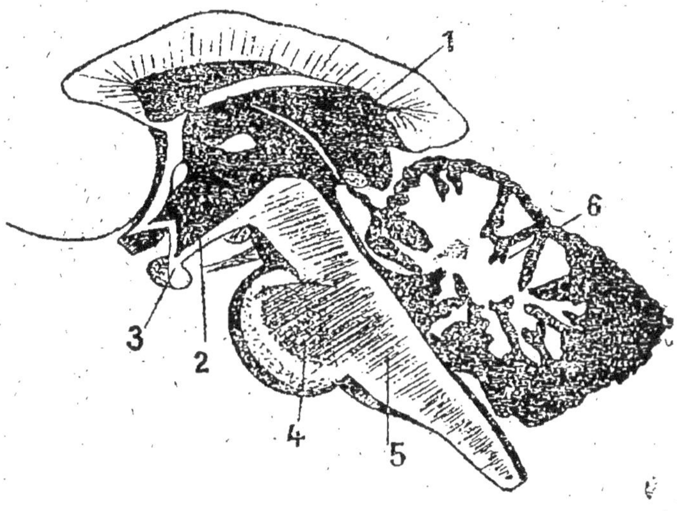

FIGURE V

Coupe sagittale d'un cerveau dont les
hémisphères ont été enlevés.

1. *Face interne de la couche optique délimitant le 3e ventricule.*
2. *Fond du 3e ventricule où se trouvent les centres régulateurs des différentes fonctions végétatives de l'organisme.*
3. *Hypophyse.*
4. *Protubérance.*
5. *Bulbe rachidien.*
6. *Cervelet.*

nions à celles qui surgissent au cours de la puberté, et que nous fassions abstraction de toutes les agénésies, c'est-à-dire de toutes les malformations cérébromédullaires congénitales, de toutes les altérations infectieuses ou toxiques, survenues au cours de la vie embryonnaire et également de toutes les psychoses organiques qui datent de l'enfance : débilité mentale, imbécillité, idiotie, etc. Nous ne nous attachons qu'aux affections organiques qui atteignent un psychisme ayant évolué de façon normale jusqu'à l'adolescence ; nous envisageons les troubles régressifs et non pas les troubles évolutifs du psychisme. La mesure du pathologique n'en est que plus facile à déterminer en fonction et en comparaison de l'état antérieur.

TROUBLES DE L'AFFECTIVITÉ ET DU CARACTÈRE LIÉS A L'ENCÉPHALITE ÉPIDÉMIQUE

S'il est une maladie capable de nous instruire sur la psycho-physiologie de l'affectivité et de l'éthique, c'est bien l'encéphalite épidémique : d'une part elle survient aussi bien au cours de l'enfance et de l'adolescence qu'au cours de l'âge adulte et d'autre part son virus est susceptible de réaliser les sélections les plus délicates.

On peut dire que dans la plupart des cas l'intelligence de l'encéphalitique demeure sensiblement normale mais que la bradypsychie, la bradylalie, la bradypraxie, c'est-à-dire le ralentissement des opérations psychiques, phasiques et pragmatiques, créent des conditions de vie particulière, qui entravent l'activité sociale et le comportement normal du sujet. Souvent donc l'idéation et la vie intérieure n'en sont pas moins conservées, elles peuvent même être exaltées comme dans le cas d'une malade dont nous présentions, l'an dernier, l'observation à la Société de Psychiatrie ; cette exaltation, qui apparaissait dans le journal intime, contrastait singulièrement avec l'inertie apparente de la malade, dont l'encéphalite n'avait pas été diagnostiquée durant l'adolescence :

Mme D., âgée de 35 ans, appartient à un milieu fort mystique. Dans son foyer elle a connu les difficultés de l'existence auxquelles ses parents opposaient l'espoir en la mansuétude divine. Elle poussa fort loin ses études musicales en vue du professorat, lorsqu'à l'âge de 17 ans, elle fut interrompue par une maladie qu'on appela une mauvaise grippe et qui l'affaiblit au point de faire craindre l'éclosion d'une tuberculose pulmonaire. Mme D. fit de nombreux séjours à la campagne, incapable de se livrer à aucune occupation ; elle ne pouvait même pas aider sa mère dans les soins du ménage.

Elle vivait en elle-même, absente de tout ce qui l'entourait : ses mouvements étaient lents, gauches, imprécis, ainsi que le montrent quelques spécimens de son écriture. Sa parole était lente et pénible ; au moment de parler elle oubliait ce qu'elle voulait dire : la compréhension des propos de son interlocuteur marquait également un certain retard de telle sorte qu'elle pouvait difficilement communiquer avec son semblable ; elle le rappelle dans les écrits dont je vous soumettrai quelques extraits. Elle ne put même plus se confesser, ni par conséquent communier. Or, l'intelligence n'avait rien perdu de sa lucidité, comme on peut s'en convaincre, comme j'ai pu mieux m'en rendre compte encore par la lecture de ses cahiers, qui trahissent l'intensité de sa vie intérieure, surtout orientée vers la religion et la contemplation mystique.

D. s'est mariée, il y a huit ans ; elle a deux fillettes tout à fait normales, qu'elle ne put élever elle-même et qu'elle confia à sa mère.

Voici quelques extraits de ce journal intime :

« Ma souffrance, qui dure encore, c'est la privation de pouvoir causer à quelqu'un de Dieu, de l'organisation d'une vie religieuse, je n'ai pas eu d'amis ayant les mêmes pensées que moi...

Pendant plusieurs années, j'ai été réellement dans l'impossibilité de causer, je commençais quelque chose, puis j'oubliais tout à coup ce que je voulais dire, impossible de le retrouver. A cause de cela, durant ce temps, je n'ai pas pu avoir un directeur, quoique je le désirasse, toujours, puisque je ne pouvais pas parler, et j'assistais à l'impossibilité de tout cela.

C'était entre 20 et 26 ans, qui sont les années les plus importantes.

A cause de mon état de faiblesse, qui me rendait tout impossible, c'était comme une sorte de mort lente de l'âme. J'avais successivement un grand attrait, de l'enthousiasme pour différentes choses ou différentes manières d'arranger ma vie, etc., et, ce qui est remarquable, souvent inspirées par la grâce avec une très grande douceur.

Mon activité psychique, me disait-elle, ne peut avoir de débouchés, j'ai de grands enthousiasmes religieux, que je ne peux communiquer.

D'autres fois, c'était comme une destruction, qui me semblait irréparable, de tous mes premiers élans, de mes enthousiasmes même religieux. Quelquefois il me semblait que j'étais au milieu des ruines et que j'en étais une moi-même. J'avais l'impression que c'est la mort qui règne sur la terre. Le fait de prendre la nourriture chaque jour, c'est la lutte contre la mort. La poussière que l'on doit épousseter chaque jour, c'est la lutte contre la destruction.

Depuis l'âge de 20 ans, grandes joies par la grâce, puis années de grande anémie. Je ne pouvais faire une lecture qui demandait de l'application ou une tension d'esprit. »

Ces fragments me semblent suffisamment explicites pour montrer le caractère de cette vie intérieure avec ses alternatives de dépression et d'enthousiasme. La pensée, incapable de s'exprimer par la parole, trouvait spontanément la forme littéraire, qui traduisait toutes les nuances si subtiles de son sentiment religieux.

A sa première visite, je fus frappé par la lenteur, la « viscosité » de ses mouvements, sa bradylalie et sa bradypsychie, qui orientèrent mon attention vers l'encéphalite épidémique. L'examen objectif ne me révéla pas d'autres signes. La ponction lombaire ne put être faite. J'ajouterais, dans les commémoratifs éloignés, quelques épisodes d'hypersomnie. (Somnolences profondes et prolongées.)

La scopolamine échoua complètement, mais le datura, à doses progressives, amena une amélioration rapide de tous les symptômes, de telle sorte que la jeune femme put reprendre et diriger ses fillettes. Elle est retournée à l'étranger, où elle sera suivie par un médecin compétent qui nous tiendra au courant de façon régulière.

C'est que l'intelligence, comme nous le disions plus haut, est rarement prise, soit au cours même de la poussée encéphalitique, soit plus souvent à sa suite. Dans les états de confusion mentale, avec ou sans hallucinations, on peut dire que l'émotivité participe largement au syndrome ; si l'intelligence est parfois obnubilée, obscurcie, comme elle le serait à la suite de l'absorption d'un toxique, l'affectivité prend une part prépondérante aux manifestations cliniques et dirige l'élaboration hallucinatoire. On peut dire également que lorsque persiste un délire, il est possible que l'on soit en présence d'une phase initiale de la démence précoce.

L'encéphalite épidémique provoque parfois des syndromes (1) névropathiques rappelant l'hystérie, ou plus particulièrement la psychasthénie, avec ses impulsions et ses phobies : un malade, présenté par Laignel-Lavastine et Desoille, avait des impulsions plus ou moins épisodiques à étrangler son enfant et sa femme : il suppliait qu'on le protégeât, qu'on l'empêchât de consommer ce crime, se demandant s'il pourrait y résister. Il s'exerçait à étreindre le cou de l'enfant sans lui faire de mal. On a cité encore des crises d'excitation maniaque ou de dépression psychique avec tentative de suicide ; mais les syndromes post-encéphalitiques les plus fréquents sont constitués par les troubles du caractère et par l'oblitération du sens moral, tantôt épisodique, plus souvent définitive contrairement à ce que l'on croyait tout d'abord, lorsque Mlle Gabrielle Lévy eut le grand mérite d'attirer la première l'attention sur des troubles qu'elle avait observés chez les enfants. Les premières observations qu'elle publiait avaient trait à de jeunes sujets qui présentaient à certains moments de la journée de véritables raptus de désobéissance, de turbulence, de violences accomplies

(1) Ensemble de symptômes.

en toute conscience, comme sous l'influence d'impulsions suivies de remords cuisants ; il s'agissait en l'espèce de jeunes sujets dont le comportement avait été jusque-là tout à fait normal et dont la moralité avait été au-dessus de tout reproche.

La maladie de von Economo, c'est-à-dire l'encéphalite épidémique, ne s'en tient pas toujours là ; les enfants, ou les adultes (on a cité en majorité des cas infantiles), peuvent perdre toute notion éthique : c'est le vol, le mensonge, la destruction et la lacération de tout ce qui se trouve à leur portée, ce sont les actes de cruauté envers les animaux, les meurtres accomplis souvent avec toute la dextérité d'un délinquant consommé et non suivis de repentir : le sujet avoue peut-être plus facilement que le pervers habituel, mais à cela près, son attitude est la même. Les observations d'Heuyer, de Laignel-Lavastine et Vinchon et de bien d'autres sont à cet égard tout à fait concluantes, qu'il s'agisse d'enfants, d'adolescents ou d'adultes.

Voici par exemple l'odyssée d'un de ces malades, jeune sujet de 17 ans, telle que l'ont retracé Heuyer et Mlle Badonnel ; après une période fébrile avec symptômes nets d'encéphalite épidémique, le jeune Paul, âgé de 14 ans, présenta les troubles psychiques suivants :

« Dès que l'enfant put se lever, se manifestèrent des troubles du caractère avec agitation, turbulence, cris dans la salle, insolence, propos grossiers à l'adresse des infirmières, indiscipline continuelle, malignité. Le séjour de l'enfant dans une salle de malades devint rapidement impossible, d'autant plus qu'un matin il chercha à étouffer sous un oreiller un enfant, qui dans un box voisin agonisait d'une fièvre typhoïde.

Nous conseillâmes aux parents d'interner l'enfant, les prévenant que cet état avait peu d'espoir de s'améliorer et qu'il fallait mettre le malade dans un service spécial.

Mais les parents s'opposèrent à l'internement et reprirent l'enfant. Les troubles du caractère se manifestèrent alors dans la famille et au dehors.

Les parents du malade habitaient Meulan ; l'enfant fut mis en convalescence chez son oncle à Rouen. Or pendant son séjour chez son oncle, il tenta d'étouffer encore sous un oreiller sa jeune cousine, âgée de deux ans. Ses parents le reprirent à Meulan.

Il se sauva et vint à Paris sans billet. Il passa une journée chez une cousine à Bois-Colombes, et partit de nouveau pour aller chez une de ses tantes à Verneuil. Il déroba un coffret contenant 18.000 francs de valeurs et des papiers ; il conserva l'argent liquide (155 francs) et brûla le reste. Il loua ensuite une bicyclette, avec laquelle il revint à Paris, puis se rendit à Melun après avoir acheté un revolver (pour tirer des moineaux). Il fut arrêté après avoir été signalé par l'armurier chez qui il avait acheté le revolver. Quand les gendarmes l'arrêtèrent sur la route, il s'exerçait à tirer sur un arbre.

A la suite de cet incident, le Tribunal de Versailles le confia au Patronage de l'Enfance, en novembre 1925. Nous le prîmes en observation dans notre service ; il se comporta assez bien ; le séjour à la prison de Versailles et son internement au Patronage parurent avoir exercé sur lui une certaine intimidation et il ne marqua son séjour par aucun méfait.

Nous étions décidés à l'interner, mais sa conduite relativement bonne nous engagea à faire une tentative de placement à la campagne comme ouvrier agricole. Les premiers mois furent assez bons, H. travaillait d'une façon régulière et satisfaisante ; mais au bout de six mois, il recommença à se montrer très instable et à changer continuellement de patron.

En septembre 1927, il fut repris par sa mère, qui le fit entrer successivement chez un camionneur, puis chez un boulanger, qui ne purent le garder à cause de sa malhonnêteté et de sa paresse.

Depuis février 1928, il ne travaille plus, il s'amuse comme un enfant, joue avec une trottinette, saute à la corde et ne cesse de taquiner sa jeune sœur.

Le 26 mars nous avons interné l'enfant, qui est actuellement dans le service du Professeur Claude.

A l'examen physique, le jeune homme ne présente pas d'autres signes organiques que du tremblement palpébral et un tremblement lingual fibrillaire. Les pupilles sont un peu inégales et irrégulières, mais réagissent bien ; il n'y a aucune modification des réflexes et actuellement il n'y a point d'hypertonie parkinsonienne.

H. présente une certaine lenteur de l'idéation, mais pas de débilité intellectuelle à proprement parler, il a une excellente mémoire, avec seule-

ment une certaine puérilité dans ses réponses
et ses explications.

Bien encadré, il ne présente pas actuellement de
troubles graves du caractère : il est assez docile,
sans turbulence, et depuis son entrée dans le service de la clinique, pas plus que dans le nôtre, il
n'a présenté de désordre des actes ».

Nous joindrons à cette observation celle d'une
femme de 27 ans, qui présenta à l'âge de 23 ans
une poussée d'encéphalite épidémique : dès sa
sortie de l'hôpital, son caractère, son comportement avaient complètement changé : elle fut examinée par Heuyer après avoir subi six condamna-
tions pour vol. Voici du reste cette observation,
que nous donnons encore *in extenso*, car on peut
dire qu'elles semblent presque toutes être les répliques d'un même type :

« A sa sortie de l'hôpital Bichat elle alla chez ses
parents en Dordogne, et y resta 4 ans. Dès son ar-
rivée dans son pays, elle ne put s'entendre avec
sa mère, elle devint instable, quittant son travail,
allant et venant pour ne pas rester assise, fréquen-
tant les bals et ayant une telle conduite que ses
parents se séparèrent d'elle, après l'avoir fait soi-
gner par le docteur Cassard, de Périgueux. Elle
vécut seule dans une maison appartenant à ses
parents et sa mère lui envoyait régulièrement de
quoi vivre. Elle aidait en outre de temps en temps
au travail des champs, mais elle trouvait ses ressources les plus certaines dans la prostitution.

Elle vivait dans une presque complète misère,

et nous déclare que ce fut cette situation matérielle qui lui fit commettre des vols.

En février 1924, elle prit du chocolat dans une épicerie parce que, dit-elle, « j'aimais le chocolat ». Le patron la surprit au moment où elle mettait une tablette de chocolat dans son corsage. Elle fut condamnée à vingt jours de prison après une expertise médico-légale qui reconnut l'existence de l'encéphalite et conclut à une responsabilité atténuée.

En juin 1924, elle vola 300 francs dans les conditions suivantes : elle savait où un propriétaire voisin mettait le clef de son armoire pendant la messe du dimanche. Berthe prit 300 francs dans un buffet dont la clé était sur la porte. Dans une boîte elle vola une jolie gravure, qu'elle plaça chez elle. Elle nous dit que ses amants de passage lui demandèrent l'argent, qu'elle leur donna. Une voisine trouva chez elle la gravure et la dénonça. Elle fut condamnée à deux mois de prison, par défaut.

En juillet 1924, elle alla chez un voisin emprunter de l'argent pour aller à Paris, elle voulait se sauver de la police, elle trouva un portefeuille dans un tiroir ouvert et ne prit que 100 francs. Elle alla immédiatement à la gare changer son billet. L'employé fut étonné de lui voir de l'argent. Le propriétaire, qui habitait à 200 mètres de la gare, vint la chercher et elle avoua de suite. Elle fut condamnée à deux mois de prison.

En octobre 1926, elle vola des fagots et 17 francs chez des voisins. Ceux-ci étaient absents, mais d'autres la virent commettre son vol. Elle fut condamnée par défaut à trois mois de prison.

En mai 1927, elle alla chez des voisins qu'elle savait absents ; elle ouvrit la porte du jardin avec un fil de fer, trouva la clé dans le tiroir de la table de nuit, alla ouvrir le buffet, trouva 2.100 francs ; elle les prit ; elle alla immédiatement à la gare changer un billet de 1.000 francs. L'employé qui la savait misérable lui demanda où elle avait pris cet argent, et elle avoua de suite, parce que, disait-elle, elle avait des remords. Mais elle cacha l'autre billet dans la manche de son manteau.

Elle fut condamnée à un mois de prison après une expertise médico-légale qui la déclara, dit-elle, irresponsable. Le 30 juin 1927, elle commit encore un autre vol de peu d'importance et fut condamnée à trois mois de prison.

En mars 1928 elle vint à Paris, et rue Saint-Jacques entra dans une boutique vide, après avoir vérifié l'absence du commerçant. Elle ouvrit un tiroir, mais cette ouverture déclanchait une sonnerie et elle fut trouvée devant le tiroir ouvert.

Elle fut condamnée à six mois de prison, sans avoir été expertisée.

Elle commença sa peine à Saint-Lazare, et fit appel, mais pendant son séjour à la prison elle se montra agitée et turbulente par intervalles et fit une tentative de suicide. Elle essaya de se jeter dans un bassin sans profondeur. Déjà depuis le début de son encéphalite elle avait fait de semblables tentatives de suicide. C'est dans ces conditions qu'elle fut envoyée à l'Infirmerie Spéciale.

A l'examen elle ne montrait aucune confusion, racontait avec précision l'histoire de chacun de ses vols, manifestant peut-être de temps en temps quelques imprécisions et quelques troubles de la mémoire. Ce qui domine chez elle, c'est la lenteur de l'idéation, une répétition continuelle de certaines phrases, une certaine viscosité mentale. Elle est un peu déprimée, pleure à chaque instant, demandant à ne pas être envoyée, puis à ne pas rester à Sainte-Anne.

Elle présente en outre de vagues idées de persécution, d'origine interprétative ou onirique. Elle affirme qu'à l'hôpital on empoisonne les malades, du moins celles qui toussent comme elle-même. Elle a de fausses reconnaissances. Il existe aussi un petit élément érotomaniaque. Elle est toujours amoureuse de l'ancien patron dont elle fut la maîtresse. Elle dit qu'elle pense toujours à lui et qu'elle le regrette sans cesse : c'est son souvenir qui lui a donné l'idée de se tuer.

Enfin au point de vue neurologique existe un syndrome de Parkinson. L'hypertonie est nette ; nous signalerons à ce propos un symptôme qui nous paraît avoir quelque intérêt et dont nous n'avons pas vu la description jusqu'à présent : à la recherche de la roue dentée, à l'avant-bras, on n'obtient ce phénomène que tardivement après avoir mobilisé l'avant-bras sur le bras pendant une et quelquefois deux minutes. Il y a une perte de l'automatisme de la marche. Le faciès est figé, pâle, un peu bouffi. Il y a des séquelles de paralysie faciale gauche, avec instabilité, tremblement et secousses musculaires des lèvres et de la joue gauche.

Les globes oculaires se déplacent d'un mouvement saccadé. Il y a un tremblement digital et lingual. Les réflexes achilléens et rotuliens sont faibles, les réflexes cutanés abdominaux sont asymétriques ; le droit est plus faible que le gauche. Il existe un petit syndrome respiratoire : bâillements fréquents et toussotements spasmodiques que la malade nous dit avoir depuis trois ans. Enfin elle aurait depuis la même époque engraissé beaucoup, en même temps que se serait installée une aménorrhée.

Actuellement encore elle aurait des crises de sommeil invincible dans la journée, s'endormant n'importe où, et dans la nuit serait insomnique. Enfin elle aurait encore de temps en temps de la diplopie due à une paralysie du droit externe droit. »

Malgré l'habileté que ces sujets déploient dans la consommation de leurs actes, la maladie se signale, comme le rapporte du reste Heuyer, et par les séquelles physiques, sur lesquelles nous n'avons pas à insister, et sur le caractère quelque peu impulsif de leur comportement ; le jeune garçon brûle ainsi une partie de l'argent qu'il a volé ; la jeune fille s'en va toujours naïvement changer au même endroit les billets qu'elle a dérobés ; elle expose maladroitement la gravure qu'elle a volée et se vante même de son larcin à ses amants. Ce sont là des démarches illogiques et paradoxales.

Un point sur lequel les auteurs ont également bien insisté, c'est la récidive pour ainsi dire fatale, même après une période de conduite relativement normale, de telle sorte que l'internement finit par s'imposer.

On a beaucoup discuté la pathogénie de ces troubles du comportement et du caractère. Sont-ils une véritable nouveauté ou préexistent-ils à la maladie sous une forme quelque peu atténuée ? C'est ce qu'il est bien difficile de dire. Assurément, comme le représente en particulier Delmas, certains malades avaient, avant leur encéphalite, laissé à désirer, c'étaient de petits pervers ; la maladie n'a fait que développer, par un mécanisme encore indéterminé, ce qu'ils avaient en eux. On peut répondre à Delmas qu'il n'en est pas toujours ainsi, tout en faisant la part de ce que le témoignage de certains parents peut avoir de suspect ; cependant celui des maîtres, celui des employeurs, celui des camarades d'atelier, vaut bien qu'on s'y arrête ; or souvent ces témoignages s'accordent à proclamer le caractère normal du comportement avant l'épisode encéphalitique.

Nous avons pu, par le début même de cet article, faire espérer des précisions d'ordre anatomo-clinique ; il est encore impossible de les donner, en l'absence de documents nécropsiques, car heureusement ces perversions ne mettent guère en danger la vie du malade.

TROUBLES DE L'AFFECTIVITÉ ET DU CARACTÈRE AU COURS DE L'ÉPILEPSIE

L'épilepsie, on le sait, n'est pas une maladie autonome : c'est un syndrome, c'est-à-dire un ensemble de symptômes qui peuvent être produits par les causes les plus diverses, intéressant une région déterminée de l'encéphale ; peu importe qu'il s'agisse d'une lésion destructive, inflammatoire, néoplasique, d'une inflammation ou d'une intoxication, ou d'un choc anaphylactique.

Toutefois on peut décrire, à côté des épilepsies dites symptomatiques, une ou des épilepsies dites essentielles, qu'il n'est plus possible à présent de ranger parmi les névroses, comme le faisaient les générations précédentes. L'épilepsie qu'ils avaient décrite comme essentielle résulte de lésions cicatricielles du cerveau, liées soit à la syphilis (héréditaire ou acquise) que Babonneix reconnaît comme étant la cause la plus fréquente, soit plus souvent peut-être, comme l'ont montré Pierre Marie et ses élèves, à des suffusions hémorragiques survenues au cours de l'accouchement. Ainsi considérée l'épilepsie dite essentielle n'est donc qu'une variété de l'épilepsie symptomatique.

On comprend que suivant leur étendue ces lésions atteignent également des domaines variables, les sphères psychiques en particulier ; à telle enseigne que les crises épileptiques peuvent accompagner un déficit psychique plus ou moins accusé, diverses perversions, ou parfois se présenter de façon pour ainsi dire isolée, chez des sujets absolument intacts au point de vue psychique. Notre intention n'est pas de faire ici l'histoire de l'épilepsie psychique avec ses accidents précurseurs de la crise, avec ses équivalents psychiques, qui remplacent la crise, avec tous les phénomènes aigus ou subaigus qui succèdent à la crise. Nous renvoyons le lecteur à l'excellent ouvrage de Cestan, ainsi qu'à ceux de Crouzon, de Pagniez, pour parler des plus récents et des plus facilement accessibles, aux études de Pierre Marie, de Marchand et de leurs élèves respectifs. Ce que nous envisageons ici, ce sont les troubles continus et définitifs de l'épilepsie juvénile qui intéressent l'affectivité et le caractère.

Il est classique de dire que le caractère de l'épileptique est plutôt un caractère impulsif, sujet à des explosions coléreuses ou violentes ; or à beaucoup près il ne s'agit pas là d'un fait d'ordre général : nous ne faisons que citer pour mémoire la doctrine de Lombroso, qui rapprochait l'épilepsie du génie, dont elle était, disait-il, la rançon : une telle opinion n'a plus aujourd'hui qu'un intérêt purement historique.

Assurément les crises d'épilepsie sont des incommodités de la vie susceptibles d'assombrir un caractère de par leurs conséquences d'ordre social. A. Gilles et Carriat nous apportent à cet égard une observation des plus instructives. Il s'agit d'un instituteur E., âgé de 40 ans, qui est épileptique depuis l'âge de 17 ans. L'épilepsie se joint à d'autres disgrâces physiques, telles qu'une difformité unilatérale de la jambe ; une chute au cours d'un accès a provoqué l'écrasement en masse du nez ; « taré par le haut mal, abîmé par l'écrasement de son nez, contrefait, laid et atteint d'un mal inquiétant, il n'est pas de ceux qui plaisent aux jeunes filles, et sa jeunesse doit en souffrir. »

Et cependant E. se redresse contre sa malchance. Son aspect est soigné ; il a cette correction méticuleuse de l'épileptique. Il en a aussi la politesse, et cette réserve qu'avive peut-être la susceptibilité de celui qu'une disgrâce voue aux déceptions et aux peines. E. trouve un dérivatif dans le travail : il passe son brevet et se donne en entier à l'activité professionnelle. E. y fixe un besoin d'idéal par où il trompe le sentiment d'incomplétude qui l'angoisse ; il se grandit son métier à l'image d'un apostolat.

Il s'est fait ainsi un masque de placidité résignée dont la dignité corrige les méfaits de ses tares. Sa vie est celle d'un parfait honnête homme. E. habite un village où il exerce régulièrement son métier d'instituteur, en dépit de ses crises convulsives qui arrivent fréquemment le matin à cinq heures, au moment où il prépare son cours. Bien que célibataire, il mène une existence familiale, logeant chez un de ses frères lui-même instituteur.

Sa confession psychanalytique, que l'on peut lire tout au long dans cet intéressant article, montre quels étaient les élans de cette nature profondément passionnée. L'épilepsie joue en l'espèce le même rôle que les autres disgrâces dont les sujets sont conscients ; que de mémoires, d'autobiographies font foi de luttes semblables ! Schubert, Beethoven semblent avoir connu les mêmes combats, que leur œuvre démontre surabondamment. Un jeune homme dont nous rapportons l'histoire au courant de cet ouvrage (Adrien) se croyait laid, lui aussi : il ne savait résister aux sollicitations des femmes dont il pouvait se croire aimé.

C'est également dans ce sens qu'au cours d'une communication récente, A. Cellier et P. Vervaeck interprètent la délinquance des jeunes épileptiques, qu'il convient d'aider par le travail. Ils y décrivent l'odyssée des jeunes épileptiques qui ne sont pas voleurs, agressifs, délinquants par leur propre penchant, mais le deviennent par la difficulté qu'ils éprouvent à gagner leur vie :

« Parfois abandonné par sa famille à la suite de fugues, dont on n'a pas su apprécier la nature maladive, il est envoyé dans une maison de correction, puis il contracte un engagement dans la marine ou dans l'armée, et est réformé pour épilepsie, après avoir été inculpé de désertion à cause d'une fugue. Rentré dans la vie civile, il est privé de tout soutien matériel et moral, et il est exposé aux mauvais exemples et aux pires fréquentations. Il cherche à travailler, mais dès sa première crise ses patrons, qui craignent les responsabilités, et qui connaissent la loi sur les accidents du travail, le congédient. Quelque temps il s'embauche dans des ateliers et des chantiers, et fait preuve d'une bonne volonté évidente, mais nulle part on ne le garde. Il cherche alors à être son propre maître, et il vit au jour le jour, en faisant des « bricolages » des « corvées » de droite et de gauche, aux halles, dans les gares, dans les marchés, dans les garages comme laveur de voitures, dans les restaurants comme plongeur. Puis il devient chanteur des rués, ouvreur de portières, crieur de journaux. Bientôt c'est la misère, et la série des délits commence. » Le vagabondage vient en tête ; ces sujets étant arrêtés sans argent, sans travail, sans domicile. Parfois le vagabondage se complique de mendicité, puis c'est le vol, vol en général très différent de ceux commis par les voleurs professionnels ou par les pervers. Et le médecin expert, commis à l'occasion de l'une ou l'autre réaction antisociale, se sent pris de pitié devant la détresse tragique imméritée d'une telle existence ; il répugne à reconnaître l'inculpé pleinement responsable de ses délits, même si ceux-ci ne présentent pas un rapport direct avec les états paroxystiques ; d'ailleurs que la peine soit purgée complètement ou qu'elle soit atténuée, le malheureux ne sort pas de prison mieux armé pour la vie : une tare nouvelle, le casier judiciaire, s'est ajoutée à celles qui pèsent sur lui ; parfois pour le tirer d'une situation inextricable, pour lui assurer enfin un gîte, l'expert, faute de mieux, propose l'internement du délinquant.

Comme conclusion de ces observations, les propositions suivantes furent soumises à l'approbation de la Société de Psychiâtrie.

1º Une des causes principales de la délinquence épileptique est l'incapacité professionnelle et l'inadaptabilité sociale, véritable état de « bannissement » ou de « proscription » où se trouvent en fait beaucoup d'épileptiques, quand ils sont victimes de conditions sociales ou psychiques défavorables.

2º Ces épileptiques délinquants ne sont ni des malfaiteurs professionnels ni des pervers, mais des délinquants occasionnels.

3º Ils sont amendables.

4º C'est un devoir social que de chercher à trouver la solution qui leur permettra de gagner leur vie honnêtement et largement.

5º C'est seulement s'ils refusent de se soumettre à ces conditions qu'ils devront supporter la responsabilité entière de leurs délits ».

Or, comme le rappellent les auteurs, ce sont les mêmes vœux, ce sont les mêmes doléances, que formulait déjà Legrand du Saule. On pourrait presque répéter mot pour mot à notre époque cette parole du maître : « Pour placer un épileptique en lieu sûr, pour être sincèrement secourable, je suis obligé de lui jeter sur les épaules la livrée du délire. Je le regrette, mais je n'ai pas encore pu faire mieux. »

Cellier et Vervaeck nous donnent en exemple les fondations de l'étranger, qui permettent à l'épileptique d'être soigné, tout en gagnant sa vie à l'exemple des sujets normaux.

L'expérience de l'étranger est fort concluante :

le simple raisonnement pouvait déjà nous en convaincre, car la délinquence, les actes violents de l'épileptique, les explosions coléreuses graves, ne se voient pour ainsi dire pas dans les milieux aisés. Tout ce que l'on note en pareil cas, ce sont des phases de mauvaise humeur, sans conséquences bien graves.

Nous avons, je le répète, négligé dans cette étude les manifestations psychiques paroxystiques graves, qui, chez l'épileptique dit essentiel, sont assez bien éloignées par les traitements appropriés. Rappelons encore que, suivant l'étendue des lésions concomitantes, tous les types de déficit psychique, de perversions, peuvent accompagner les crises épileptiques et déterminer des modifications adéquates du caractère et de l'affectivité, ce qui nous permet d'affirmer que l'on ne peut décrire un caractère épileptique proprement dit. Pour ce faire, il ne faut considérer que les cas où les crises paroxystiques et leurs équivalents constituent en quelque sorte des symptômes uniques, isolés. Il devient alors impossible de considérer ces troubles affectifs ou éthiques comme un accompagnement obligatoire de la maladie. Il est en revanche intéressant de noter le caractère souvent secondaire de ces dites manifestations.

Au cours des accès, des équivalents, de ces crises coléreuses, on peut parler de faillite temporaire du lobe préfrontal, qui laisse reparaître le primitif, soit dans ses mouvements, soit dans ses actes irréfléchis et désordonnées. C'est ce que Mignard appelait l'emprise organopsychique.

PARALYSIE GÉNÉRALE JUVÉNILE

La paralysie générale juvénile apporte une contribution fort peu importante à la question qui nous occupe, en raison même de la diffusion des lésions, de la diffusion des symptômes, à la fois intellectuels, affectifs et éthiques ; plus que chez l'adulte, en effet, chez l'adolescent ou chez l'adolescente, la maladie de Bayle provoque un effondrement global et rapide ; la période médico-légale, c'est-à-dire celle qui se manifeste surtout par les écarts de la conduite, n'existe pas. On le comprend aisément, puisque durant cette période, ce sont les automatismes professionnels sociaux qui constituent cette façade, que l'adolescent n'a pas eu le temps d'édifier. Ajoutons qu'assez souvent la paralysie générale juvénile survient chez des débiles et se manifeste de la sorte par un minimum de symptômes : à l'affaiblissement intellectuel se joint l'inertie psychique, la perte de l'affectivité, du sentiment de la pudeur. Il n'y a guère que l'examen du liquide céphalo-rachidien qui soit susceptible d'orienter ce diagnostic souvent douteux.

DÉMENCE PRÉCOCE

La question de la démence précoce, qui semblait jusqu'à ces dernières années définitivement tranchée, a été entièrement reprise à la suite des premiers travaux de Bleuler relatifs à la schizophrénie ; pour lui, en effet, il n'y a pas de déments précoces, mais des distraits chroniques, plus ou moins repliés sur leur vie intérieure et, de ce fait, plus ou moins retirés de la vie réelle. Nous reviendrons sur ce point lorsque nous parlerons des intériorisés.

La dénomination même de Démence précoce montre que les anciens auteurs, qui avaient les premiers étudié la maladie, ne connaissaient que son stade terminal, au cours duquel l'intelligence comme l'affectivité ont définitivement sombré. Tel est en effet le sens de leurs définitions puisqu'Esquirol avait dénommé la maladie « idiotie acquise des jeunes sujets » pour l'opposer à l'idiotie congénitale que Kahlbaum (1863), Hecker (1871) la définissaient « processus morbide qui survient à la fin de la puberté, met obstacle au développement ultérieur de l'intelligence, et détermine une forme spéciale de la démence ». Schüle, Morel,

Magnan considéraient la maladie comme une sorte
d'affection probablement primitive, ovulaire, dont
les effets se produiraient à retardement. Certaines
observations de jumeaux, chez lesquels la maladie
survient au même âge et dans les mêmes conditions, sembleraient prouver le bien-fondé de cette
théorie. D'autre part, les recherches anatomo-
pathologiques récentes d'Anglade, de Lhermitte,
de Marchand, de d'Hollander ont montré que dans
certains cas les lésions se bornent à des vices d'évolution des cellules de l'écorce cérébrale.

Au contraire, les cas dans lesquels les lésions
trouvées à l'autopsie sont d'ordre inflammatoire
inclineraient en faveur de la théorie infectieuse ou
toxique, de même la présence de dépôts de subs-
tances aminées dans la substance cérébrale. On
sait que la maladie a été considérée par certains
comme une séquelle de syphilis, de tuberculose,
d'encéphalite épidémique. Le début possible de
l'affection par des symptômes de confusion mentale aiguë avec délire à type fébrile ou toxique
serait en faveur de cette opinion (Heuyer et
Badonnel), mais ces symptômes initiaux sont plutôt
rares. Cette étiologie peut être exacte dans certains
cas, de même l'étiologie dysendocrinienne (1),
reprise dans ces dernières années par Mott.

Toutefois il ne faut pas se laisser aller à des conclusions trop absolues, puisque dans la majorité
des cas observés, même dans de bonnes conditions,
avec les méthodes les plus délicates on ne trouve

____

(1) Par troubles des fonctions des glandes endocrines.

absolument rien, tant dans les centres nerveux que dans les appareils glandulaires. Et même dans les cas où l'on trouverait des lésions, il convient de reprendre l'observation clinique et de chercher, ce qui n'est pas si rare, si le sujet n'était pas auparavait un débile. On voit donc combien, du point de vie étiologique et anatomique, l'entité morbide « démence précoce » demeure précaire. C'est ce qu'avaient fait sentir en 1902 Deny et Roy dans leur remarquable monographie. « Il pourrait paraître étrange, disent-ils, de prétendre, dans un autre domaine que la psychiâtrie, créer une nouvelle entité morbide sans y appliquer le contrôle de lésions invariables et constantes. Mais si l'on se bornait à décrire les affections mentales qui présentent des lésions organiques caractéristiques, toutes les psychoses pourraient être exclues de cette classification. » Depuis, comme on le voit, la question ne s'est pas beaucoup précisée, puisque Kraepelin établit encore l'unité de la démence précoce sur la démence terminale, tout en admettant l'éventualité de la guérison.

Cet état démentiel terminal peut être figuré par un malade de 30 ans, que nous venons d'observer à l'Hôpital Lariboisière. Il passe toutes ses journées avec le même livre, qu'il fait semblant de lire ; de temps en temps un sourire béat et niais ; par moments il déclare qu'il est un petit enfant. La lettre ci-jointe vaut mieux que toute définition de la démence précoce confirmée :

« Comme la boisson est rare, nous serons obligés de refaire un estaminet comme nous l'avons fait à

la Sucrerie d'autant plus que c'était l'école nous
avons bien pu nous trouver en famille ainsi que les
mères de famille qui en ont tant besoin c'était
cependant que pour une arrangement école soit
pour une table ou une créature à refaire après que
nous avons fait cela ça allait mieux c'est comme
le ravitaillement il a bien fallu s'aider d'autan plus
que le pain est rare c'est cependant ce qu'on appel
le Transval ainsi que pour la boisson quelquefois
on croirait c'était pour autre chose aussi c'était
pour l'habillement après on revoyait ça allait
mieux c'est comme pour les légumes pomme de
terre, carotte, choux navet on allait jusqu'au préau
de l'école où il fallait aller jusqu'au Tramway c'était
aussi la question de monnaie c'était aussi une réu-
nion c'était une mère pour les conscrits i faudra
comme on ne se voit pas souvent de repaler à M.
Maillard c'est comme pour la main-d'œuvre il n'y
avait que le cénima, le cénima pour dire c'y croire,
la croyance cénima on avait le cerveau appliqué
et on avait le milieu de la ville où l'on poivait seulement les pour les culottes sont rares vilà pourquoi on est obligé de s'aliter il y avait un dépôt
de bois c'était le dépôt de bois de l'estaminet, et
c'était la consolation des pays et ou on allait, quand
les bretelles ou on mettait une ceinture ou en portait
un poids à deux pour un calot maintenant c'est
rare pour les mères cependant il faut y penser et
toujours penser à s'embrasser et c'est les 2 mé-
nages, c'est aussi l'école ce qu'on appele l'Alsace-
Lorraine il y avait cependant une bycicette c'était
un arrangement franco-hollandais concernant les

chopes c'était la camaraderie du régiment c'est pourquoi on avait former un train de travailleurs ou on avait une musette ou on s'aimait et c'était la nuit et le jour.

« Bien le bonjour à G... ainsi qu'à les deux petits. »

Voilà comment finissent certains déments précoces ; nous entendons « finissent » au point de vue du psychisme, car le malade peut encore vivre de longues années, dans sa famille, s'il reste calme, dans un asile, s'il survient quelques périodes d'agitation. Voyons à présent comment la maladie débute. Ce début est des plus variables et, sur ce point, Heuyer et Mlle Badonnel ont publié récemment un article des plus intéressants.

Voici comment les choses se passent assez souvent : Un adolescent intelligent, jusque-là fort brillant, commence à décliner, travaille plus difficilement, et peu à peu semble indifférent à sa décadence ; il s'intéresse de moins en moins à sa tenue. ou adopte au contraire une coquetterie puérile et de mauvais aloi. Delmas insistait dernièrement sur le signe du miroir. Il y aurait gros à parier, dit-il, qu'un jeune homme qui se regarde sans cesse dans la glace, sous toutes les incidences, se rit et s'admire, soit en puissance de démence précoce. Il s'intéresse de moins en moins à ce qui se passe autour de lui, est indifférent aux visites de sa famille, ne s'inquiète guère des nouvelles qu'il reçoit d'elle. Puis il semble, comme on dit, se stéréotyper dans ses attitudes, dans son langage, qui devient un babil monotone et témoigne de la ruine de l'affectivité et de l'entendement. Un jeune malade observé à Bicêtre répétait à satiété à chaque visiteur, à chaque nouveau-venu, à ses gardiens : « Vous serez mangé dans une heure à... » (toutes les villes de France y passaient). D'après Bleuler la psychanalyse permettrait cependant de retrouver parmi ces ruines un psychisme cohérent ; il faudrait les déchiffrer comme les symboles d'un rêve. Les cas de ce genre sont incontestables, mais il serait dangereux de généraliser.

Telle est l'évolution de la forme *hébéphrénique* ; la forme *paranoïde*, que l'école allemande a isolée, se mêle assez fréquemment à la précédente, pour que nous ne les séparions pas dans cette description. La note paranoïaque consiste en des idées délirantes (de persécution, de grandeur, idée mystique, etc...) le plus souvent inconsistantes, qui viennent brocher sur cette indifférence affective et sur ce déficit intellectuel plus ou moins profond.

Nous avons esquissé dans ses grands traits l'évolution classique de la démence précoce, de telle sorte que l'on peut lire d'un seul tenant les observations qui suivent.

Avec cette première observation d'Heuyer et Badonnel, il semble que nous ayons été à même de saisir un début réel de la maladie.

C'est un jeune candidat à Polytechnique, âgé de 19 ans :

« Depuis quelque temps son activité, ses capacités de travail semblent diminuées. Il se prend à douter de lui-même et se demande s'il doit continuer à travailler. Des idées viennent l'obséder, et il croit

trouver autour de lui les indices de quelque coup
monté pour lui causer préjudice. On critique Polytechnique, ses camarades le taquinent, on fait des
chansons sur lui, on lui dit des paroles malveil-
lantes, il a des preuves que tout cela est dit et fait
à son intention. Il est sujet à des accès de tristesse,
menace de se suicider, mais ne peut s'y résoudre.
Il fait écrire aux parents de ses camarades de collège pour leur demander que cessent ces taquineries dont il souffre, et qui lui ôtent l'ardeur au travail. Un jour il se prend de querelle avec un de
ses condisciples et lui jette une chaise à la tête.

En même temps il souffre continuellement de
céphalée et de « mal à l'estomac ». Il se plaint en
effet de pyrosis et s'est ordonné spontanément un
régime sans pain.

Dans sa conversation, il répète les mêmes phrases. S'adressant à sa mère, il lui demande « cent fois
par jour » : « Dis-moi que tu as compris ». Il dort
bien, travaille encore, mais de façon incoordonnée.
Il se dicte une ligne de conduite et s'affecte de ne
point la suivre exactement.

Il parle de « tension de la volonté », et se préoccupe
de diverses questions : sociales, politiques et littéraires, où il doit apporter des directives nouvelles. »

Il est fort conscient de ses troubles, ainsi que le
prouve la lettre ci-jointe, adressée à son médecin :

« Cher Docteur,

Jusqu'ici mes études ont à peu près marché, mais
j'ai le grave tort de beaucoup trop me préoccuper
de ma santé, de m'analyser avec plus d'attention
que j'étudie. Le plus petit écart à l'hygiène me

trouble fort, et je dépense beaucoup d'attention à me convaincre que cela n'a pas dû beaucoup me nuire. Cela tient évidemment à un manque de confiance en mon physique.

J'ai de la mémoire, et apprends facilement, une maturité d'esprit qui m'évite de grands efforts. Je dois travailler presque toute la journée. Depuis douze jours que je suis rentré je suis arrivé à travailler régulièrement. Seulement voilà : je ne fais que le minimum, par crainte du surmenage. Je voudrais sortir le premier de l'école Polytechnique : quand j'y rentrerai dans un an il faudra que je ne sois point épuisé pour cet effort, qui est vraiment formidable. Cette année-ci d'admission il y aurait avantage à faire un grand effort et à rentrer par la grande porte : 1º au point de vue formation ; 2º au point de vue des aléas d'examen à éviter, mais il vaudrait mieux rentrer dernier et très frais qu'usé. Jusqu'ici je ne me suis jamais senti fatigué, et tout va bien. Cependant j'ai de petits troubles, et maman s'inquiète : cela n'est pas fait pour me donner de la confiance. Il y a un mois maman ne croyait pas que je puisse étudier, et elle a encore moins confiance que moi. Je voudrais bien que vous nous fixiez un rendez-vous, et vous direz ce que vous pensez de moi.

Je m'imagine que mes maladies passées m'ont abîmé et je me demande avec angoisse si je suis encore capable de l'effort très intense de la sortie de Polytechnique. Je serais bien content que vous me donniez confiance sur ce point. Dans le cas contraire il vaudrait mieux que j'aille à l'École

Normale Supérieure, qui est moins dure : j'aurais alors deux concours au lieu d'un, et cela est à éviter.

Je préférerais vous voir le plus tôt possible, car me voilà dans une période plus dure. Maman viendra.

Agréez Docteur, mes meilleurs sentiments.

J... B... »

Depuis la dernière visite il n'a pu aller que huit jours en classe, et encore « ça n'a pas marché ». Il a mal à la tête, souffre d'insomnie et de dyspepsie. Il s'affecte grandement de ces symptômes et le soir se prend à réfléchir sur une foule de choses qui le frappent et auxquelles il n'avait jamais songé. Il pleure sur lui-même ; une nuit, il gémissait sur son malheureux sort. L'appétit est encore bon, et il observe un régime méticuleusement réglé. Il soumet son esprit à des disciplines inflexibles, pour développer « ses facultés d'observation ».

Il se plaint d'avoir trop à faire et la préparation de Polytechnique le hante incessamment. Et puis tout se complique étrangement autour de lui : jusqu'à son professeur de philosophie qui le trouble par ses propos « révolutionnaires ». Il ne présente pas de signes organiques ; l'état général reste bon. Quelque temps après, nouvelle lettre au médecin... ».

Malgré un séjour en Suisse de deux mois, malgré un traitement hydrothérapique, il se sent déprimé, se fatigue vite. Il reprend difficilement ses études, ses notes baissent. « L'attention volontaire lui est difficile. Il est instable, agité, se promène et siffle sans arrêt. Les questions le hantent encore : « Doit-

il travailler beaucoup, un peu, ou moyennement ? »
Il devient injuste et agressif à l'égard de sa mère,
dont il dit qu'elle ne le comprend pas.

Voilà un cas, tel qu'on en rencontre assez souvent dans la pratique, de diagnostic et de pronostic fort difficiles, cas pour lequel il ne faut pas se
hâter de conclure, bien que l'on incline à penser à
un début de démence précoce. Les auteurs n'ont
rien saisi chez lui qui explique ce reploiément sur
des conflits psychiques, de sa vie. Du reste il n'est
guère reployé sur lui-même ; il extériorise nettement
ses préoccupations de nature hypochondriaque, c'est-
à-dire relatives à l'état de sa santé. L'intelligence
n'a pas encore sombré, bien qu'elle semble avoir
notablement baissé ; la sensibilité reste vive ; ces
vagues idées de persécution sont inquiétantes,
plus encore que les doléances relatives à l'incompréhension de sa mère.

Ajoutons qu'en toute sagesse les auteurs ne se sont
pas prononcés définitivement. Ils ont incontestablement mauvaise impression, non pas surtout en
raison de ce qu'ils constatent présentement, mais
parce qu'ils ont vu tourner à la démence précoce
nombre de sujets dont le début rappelait l'état
actuel de ce malade. Il doit inspirer des craintes
sérieuses, mais en admettant qu'il évolue, rien ne
prouve qu'il arrivera à l'état démentiel.

Cette évolution rapide et déjà démentielle avec
indifférence en présence d'une situation dont il a
conscience apparaît dans l'observation d'un jeune
Saint-Cyrien de 20 ans, qu'Heuyer a eu l'occasion

d'examiner à l'Infirmerie Spéciale du Dépôt. C'est un de ces cas de ce que les auteurs ont pu qualifier : « l'indifférence affective ». Le début a passé presque entièrement inaperçu : ·

« Entré à l'Infirmerie Spéciale, B. X., âgé de 20 ans. Interrogé, le malade nous apprend qu'il est élève de Saint-Cyr, arrivé dans un rang honorable à l'une des dernières promotions. Peu réticent et capable d'une certaine introspection, il nous déclare en souriant avoir perdu depuis l'entrée à Saint-Cyr le goût du travail et l'adaptabilité aux contingences de la discipline. Dès le début s'abattent sur lui, sous forme de jours de prison ou de salle de police, les rigueurs disciplinaires en usage. Il avoue facilement et avec sérénité les motifs qui ont nécessité les mesures prises à son égard :« C'est à cause de ma mauvaise conduite, de mon invincible paresse, et de l'impossibilité où je suis de travailler surtout intellectuellement ». Il raconte son histoire d'un ton indifférent et toujours en souriant. Il s'arrête brusquement au cours d'une phrase, d'un mot, et semble réfléchir. Après six mois de vie indisciplinée et marquée d'actes désordonnés (s'est enfui au galop d'un cheval non sellé) il est dirigé sur le Val-de-Grâce, aux fins d'examen mental, et de là renvoyé chez lui. Mais peu de temps après il revient à Paris, en fugue, n'ayant sur lui que cinquante centimes. Il se fait alors arrêter pour vagabondage et filouterie d'aliments dans un café où il avait échoué. La bizarrerie de ses réponses aux agents et au commissaire de police font suspecter son état mental, et c'est alors qu'il passe à l'Infirmerie.

Comme nous lui faisons remarquer l'absurdité
de l'acte qui motive son arrestation, il tente une
ébauche d'explication tôt muée en sourire. Il a,
par ailleurs, une conscience assez nette de son état
morbide. Il nous dit avoir senti en lui quelque chose
de brisé, et attribue à sa vie claustrale du collège
l'étrangeté où lui apparaît le monde objectif. « J'ai
été enfermé depuis l'âge de 12 ans. Toutes les
circonstances de la vie manquent de « sel » pour
moi. Tous les événements sont sur le même plan,
et me laissent indifférent. Tout manque de relief. »

Alors que nous lui demandions s'il n'a pas quelque regret, voire quelque honte d'avoir ainsi brisé
sa carrière militaire, en se rendant coupable de
délits passibles de correctionnelle, il sourit, nous
parle de « sa déchéance », et se répand en réflexions
banales, teintées de philosophie indigente. Il affirme
être étranger à ce qu'on lui reproche, comme si les
actes délictueux s'étaient passés en dehors de ce
qui touche à sa « personnalité ». Mais cette personnalité il ne peut expliquer en quoi elle consiste et
ses réponses à ce sujet sont incohérentes. « Et puis,
dit-il, on s'habitue à tout, même à la prison. »
Nous abordons dans notre interrogatoire la question sexuelle : « Avez-vous aimé quelqu'un ? y a-t-il
en ce moment une femme qui pense à vous ? »
— « Non, je n'ai jamais eu de petite amie, comme
mes camarades », et il attribue sans grande conviction à cette carence d'ordre sexuel une partie de ses
mésaventures. Il semble avoir eu quelques troubles
psycho-sensoriels dans la sphère auditive : il croit
aussi avoir été persécuté par des collègues de Saint-

Cyr, qui ont influé sur sa volonté. Mais l'exposé de ces griefs reste vague et inachevé. Il semble à peine y ajouter foi ; les indications qu'il peut donner restent bizarrement elliptiques. »

Voilà un cas qui illustre admirablement ce que les auteurs ont décrit sous le nom de *démence précoce à type hébéphrénique*. Ce terme signifie, on le sait, mentalité infantile ; on a saisi dans l'observation précédente le caractère puéril des réactions. Il se manifeste mieux encore chez cette jeune fille J. de 22 ans, fort intelligente et normale jusqu'au début de sa maladie, qui est marqué par des « raptus coléreux, de la cruauté à l'égard des animaux, des violences impulsives à l'adresse des jeunes enfants. Un jour elle veut être la jeune fille la plus grosse du monde : elle se met alors à engouffrer avec gloutonnerie ; en même temps elle se rase les sourcils, se maquille de la façon la plus grotesque. Les minauderies, les intonations enfantines et affectées ajoutent à la bizarrerie et au grotesque de ses réactions. Et pourtant elle est à certains moments capable de tenir une conversation suivie. Sa mémoire est demeurée fidèle, comme elle l'est chez un grand nombre de ces sujets, bien qu'au point de vue intellectuel J. soit notablement au-dessous de son état antérieur. Nous n'avons pu chez elle saisir le déterminisme de ses excentricités, malgré des examens et des interrogatoires répétés, pour lesquels nous avons choisi les moments les plus favorables.

C'est que parfois, comme l'a remarqué Bleuler,

ces excentricités apparentes ont une logique profonde qui apporte au diagnostic un certain embarras,
d'autant plus que notre malade semble, malgré
les affirmations du père, assez éloignée du début de
son affection.

Camille, âgée de 19 ans, se présente une première
fois à notre examen avec une allure des plus grotesques ; elle serre sa poitrine à l'excès, dissimulant
ses formes féminines, ajustant ses jupes de façon
à les faire ressembler à une culotte. Elle se taille
les cheveux en brosse, en se rasant certaines parties
de la tête. A certains moments éclate un rire immo-
tivé ; elle aurait fait, dit sa famille, ses besoins dans
une cuvette. Et pourtant le regard demeure intelligent, les réponses à certaines questions demeurent
pertinentes, malgré certaines idées délirantes à
type d'idées mystiques et d'idées de persécution.
« On lui fait de l'électricité, on lui envoie de mauvaises odeurs par la bouche de chaleur, on ne lui
donne pas les aliments qui lui sont nécessaires, on
lui fait des piqûres à son insu. »

Son accoutrement trahit la peur de la puberté,
de la féminité ; elle veut demeurer pure, elle ne
veut pas avoir ses règles, elle ne veut pas se marier.
Elle veut devenir religieuse et s'entoure d'objets de
piété. Ces idées s'expliquent dans une certaine
mesure par ce qu'elle a connu de la vie de ses
parents divorcés, l'un et l'autre fort cyniques dans
leurs désordres.

Quelques mois plus tard ses idées de persécution
se stéréotypent : « on lui prend sa force, sa vita-

lité ». On lui fait contre sa volonté « le vice, l'enceintement ». Elle est violente, griffonne sur les murs, déchire ses vêtements, fait des malpropretés avec ses excréments, s'habille de façon de plus en plus grotesque. Néanmoins on peut encore s'entretenir avec elle de façon suivie ; elle n'a que peu de troubles de l'intelligence. Son affectivité subsiste, quoique fort diminuée.

Le point de départ de son délire ne semble pas absolument illogique, mais comment s'est-il développé, par quelles démarches psychiques expliquer la conduite étrange d'une jeune fille aussi bien orientée ? Voilà qui est difficile à déterminer : l'exploration sous l'éther ne nous a donné aucun résultat. Camille fut envoyée dans un asile et nous avons perdu complètement sa trace.

Assurément c'est le diagnostic de démence précoce que l'usage voudrait qu'on inscrivît sur son certificat, mais vraiment on ne saurait l'inscrire sans une certaine réserve.

Nos hésitations ont été encore fort grandes, jusqu'à ces derniers temps, au sujet de la jeune Renée, alors âgée de 19 ans. Elle avait été vue une première fois par notre ami le Dr Maurice, à l'occasion d'une poussée mélancolique survenue à la suite de la rupture de ses fiançailles. Cet épisode dura six mois et guérit de façon complète.

Deux ans après, dans des conditions analogues survient un paroxysme du même genre, celui-là avec anorexie mentale (voir plus loin chapitre spécial) qui nécessite pendant plusieurs années l'alimentation à la sonde. Renée est tombée dans un mutisme complet : quelques cris, un gazouillement incompréhensible. Pourtant, en insistant, on parvient à lui faire écrire le nom de son fiancé ; quand on lui parlait de lui, elle témoignait une joie toute puérile. L'éthérisation n'avait amené que des réactions érotiques. Il semble toutefois qu'elle ait su que ce fiancé s'était marié et était définitivement parti pour l'Amérique. Nous avons eu l'occasion de revoir dernièrement Renée, qui semble avoir réalisé une évolution démentielle. Parfois muette et inerte, elle est à d'autres moments turbulente, joue et rit sans que l'on puisse obtenir d'elle la moindre réponse, la moindre réaction pertinentes.

Voilà différents types de ce que l'on est convenu d'appeler la démence précoce dans ses formes hébéphréniques et paranoïaques. L'état démentiel manque chez les uns, s'est plus ou moins rapidement constitué chez d'autres. La symptomatologie, l'évolution ont été essentiellement variées. Le point commun de ces différents cas, le cas du candidat à Polytechnique excepté, est ce que Chaslin a appelé la *dissociation psychique*. Les réactions intellectuelles et affectives subsistent encore plus ou moins partiellement, mais elles ne sont plus adéquates à la situation du moment.

L'affectivité est peut-être ce qui a le plus souffert, elle se conserve, mais elle est à fleur de peau, ne s'applique plus à point. Les sujets sont heureux encore de voir leur famille, mais quelques instants après ils ne pensent plus à leur visite, on leur donne à leur sujet les nouvelles les plus navrantes, les malades ne s'en alarment pas ou répondent de façon niaise et inaffective, comme le jeune Saint-Cyrien. Il ne subsiste plus qu'une façade d'affectivité ; le malade pleure ou se réjouit pour des causes futiles, d'où les conduites bizarres dont nous avons plus haut donné quelques exemples.

L'intelligence a conservé surtout ses facultés mnésiques, elle demeure capable de formuler des jugements simples, mais toutes ces acquisitions ne sauraient être appliquées à un raisonnement, à une synthèse, à une conduite logique, aussi simple soit-elle. Les souvenirs sont devenus « des mots » et Heuyer les a assez justement comparés à un jeu de patience dont on aurait brouillé les cubes. Ils ne subsistent plus que comme un poids mort.

Schématiquement, et sur des cas différents, nous avons pu suivre la gamme descendante de ces réactions, mais les degrés en sont nombreux et fort peu comparables entre eux. Toutefois, comme nous le disions plus haut, tous les sujets n'arrivent pas à la démence, certains demeurent comme définitivement fixés à des stades intermédiaires entre la démence et l'état normal. Nous aurions pu multiplier les exemples et nous rendre compte que vraiment les cas différaient notablement les uns des autres et que l'on ne peut dire qu'ils représentent les différentes étapes d'un même cycle morbide.

A côté de ses idées et de sa conduite délirantes, même à une période avancée de son évolution, Camille raisonne fort bien et c'est là un cas qui s'harmonise fort bien avec la conception de la schizophrénie de Bleuler qui sera étudiée plus loin. En revanche, nous sommes d'accord avec Claude et Heuyer pour dire que souvent Bleuler met quelque bonne volonté à apprécier dans le sens de la conservation du psychisme certaines initiatives d'une pertinence plus que douteuse. Plus on voit de ces malades, plus on a l'impression qu'on unifie, qu'on groupe sous une même rubrique, des cas essentiellement différents.

Malgré quelques restrictions, on considérait, psychiquement parlant, malgré Kræpelin du reste, le pronostic comme fatal. Notre impression était souvent qu'on portait trop aisément le diagnostic de démence précoce que la suite des événements ne vérifiait pas. J'en ai bien souvent rétorqué : j'avoue cependant que parfois je me suis montré trop optimiste. Les travaux de ces dernières années ont prouvé que je n'étais pas le seul de mon avis.

Le Pr Austragesilo (de Rio-de-Janeiro) a consacré plusieurs articles fort documentés aux *cataphrénies*, c'est-à-dire à des affections qui simulaient la démence précoce et l'avaient lui-même induit en erreur. Il insiste sur leur fréquence, sans nous dire comment éviter cette erreur.

C'est que bien souvent il est fort difficile de ne pas s'y tromper. Chaque jour on publie sous le nom de pseudo-démence précoce des maladies qui la simulent de très près.

Claude et Tinel ont apporté ainsi un cas de « fausse démence précoce par persévération d'une crise dépressive ». Il s'agissait d'une jeune fille qui, après un début mélancolique, demeurait alitée dans un état de dépression marquée, avec mutisme, négativisme (1). Il suffit de quelques séances de faradisation pour avoir raison de ces symptômes. Voilà un cas instructif, car les cas qui, comme Renée, s'annoncent par des épisodes mélancoliques ne sont pas très rares. Nous serions fort disposés à agir de même dans un cas semblable.

Nous avons publié l'an dernier l'observation d'une fillette de 14 ans, fort instructive à cet égard, car plusieurs confrères avaient porté le diagnostic de démence précoce, que nous avons nous-même assez rapidement éliminé sans pouvoir en mettre un autre à sa place. Du reste, il est plus important en l'espèce de comprendre que d'étiqueter.

L. est une grande fille de 14 ans, fort bien développée, dont la maladie, au dire de sa mère, remonte à un mois. Jusque-là elle n'avait donné que des satisfactions : intelligente, studieuse, de conduite et d'éducation irréprochables, elle venait d'être admise brillamment à une école professionnelle de la ville.

Il y a un mois, à la plage, à la suite d'un coup de soleil, L. perd connaissance et tombe dans une flaque assez profonde, d'où ses compagnes la retirent immédiatement. Elle est ramenée chez elle et demeure « inanimée » pendant plusieurs heures ; avant de reprendre ses sens, elle aurait présenté des crises hystériformes et depuis elle serait demeurée dans l'état où nous la voyons à notre première visite.

L. est devenue instable, bouscule tout ce qu'elle

____

(1) Voir chapitre suivant.

trouve sous la main, bavarde à tort et à travers, ricane à tout propos ou pleure sans raison, ne suit plus la conversation. Elle tient des propos orduriers, fait des gestes obscènes. Il faut cependant noter ce fait, qui a son importance : lorsqu'elle a tenu de tels propos, exécuté de tels gestes, elle dit aussitôt : « C'est mal ce que je dis, mais je le dis tout de même. » Une phrase revient à chaque instant : « Le petit X. est un vilain garçon, il m'a fait faire de vilaines choses. »

J'essaye de fixer son attention, je l'invite à me fournir des explications : je n'obtiens que la répétition stéréotypée de la même phrase avec les mêmes gestes. Impossible de tirer d'elle le moindre raisonnement. La mémoire est conservée sous sa forme brute. L. venait de passer son brevet d'institutrice : je lui demande au hasard la date de la Saint-Barthélemy : elle me répond immédiatement : 1672 (72, on le voit, est exact). Je ne peux lui faire rectifier son erreur en lui demandant sous quel règne ce massacre avait eu lieu ; en dehors du chiffre ainsi tronqué, rien à obtenir d'elle.

L'examen physique est complètement négatif : aucune ébauche de catatonie (1), qu'on aurait pu s'attendre à trouver en pareil cas puisque, comme vous l'avez déjà deviné, c'est vers le diagnostic de démence précoce à forme hébéphrénique que l'on se trouve tout d'abord orienté. Assurément on pense à ce diagnostic ; mais le début avait été bien brusque ; si la maladie avait daté de longtemps on

(1) Voir chapitre suivant.

eût pu faire état de cet argument ; mais malgré son caractère et ses manifestations enfantines, l'affectivité persistait : cette grande fille se blottissait contre sa mère à la façon d'un bébé. Dans le cas présent, cette objection perdait beaucoup de sa portée.

Ajoutons encore la pertinence réelle de cette parole : « Le petit X. est un vilain, etc... » Le père a été réellement choqué, à plusieurs reprises, des allures de cet adolescent et était prêt à faire un esclandre. Il s'agit donc en l'espèce d'une obsession plutôt que d'une stéréotypie à proprement parler ; c'est du reste ce que démontrera l'évolution ultérieure. Ce caractère est encore souligné par ce fait que lorsque L. lance un vilain mot, elle ajoute aussitôt : « C'est mal ce que je dis, mais je ne puis faire autrement. »

Ces nuances nous firent douter du diagnostic, aussi avons-nous pratiqué l'éthérisation, qui se montra fort instructive.

Voici ce que nous avons appris : il y a deux ans environ L. couchait dans la chambre voisine de celle de ses parents, dont la porte était restée ouverte. Un jeu de glaces la fit assister à leurs rapports ; elle en fut toute bouleversée, mais n'en parla à personne. Une circonstance contribuait à donner à ce coït un caractère d'acte prohibé : c'est que la mère aurait dit à son mari : ce n'est pas permis aujourd'hui. Le propos était exact.

Les privautés du petit camarade sont également évoquées. Elles n'ont pas été bien loin, bien que la fillette les considère comme une faute grave. Elle en veut à ce jeune garçon de l'avoir rendue coupable. Heureusement elle n'a pas eu le scrupule d'une confession incomplète, qui eût comporté un pronostic infiniment plus grave.

A quelques jours d'intervalle, nous reprenons la conversation avec L. qui malgré quelques crises d'agitation s'est beaucoup améliorée. Nous revenons à ces épisodes que la conversation sous l'éther nous avait révélés. L'épisode fondamental et réellement traumatisant a été la vue des rapports sexuels. L'enfant avait toujours été fort attachée à ses parents, qu'elle tenait en très haute estime ; or les rapports, auxquels elle avait assisté, lui apparaissaient comme un acte de lubricité, d'impudeur : ses parents avaient dérogé dans son estime et elle en souffrait cruellement sans avoir osé s'en ouvrir à qui que ce soit. Il nous fut facile de remettre les choses au point en rectifiant les idées de la fillette sur la sexualité ; elle en éprouva un grand soulagement ; elle pouvait à nouveau considérer ses parents comme des êtres parfaits. En quelques mots également nous la rassurons sur les idées de culpabilité qui avaient résulté des privautés du petit camarade.

La guérison s'affirma de jour en jour et trois semaines après son entrée à la maison de santé, L. était revenue à son état normal. Tel est le fait, qui est loin de représenter un cas isolé.

Et pourtant notre esprit ne peut encore se déclarer satisfait : une dernière question se pose. Quel rapport établir entre l'insolation et l'éclosion de la psychose, puisque cette dernière a suivi l'insolation et que l'incident traumatisant datait de plus de deux ans ? L'enfant nous a elle-même fixé sur ce point. Pendant ces deux ans, disait-elle, elle n'avait pas oublié ce qu'elle avait surpris, mais elle avait eu l'énergie de garder en elle ce secret qui la torturait : de même pour l'incident du jeune camarade. Ce sont précisément ces inhibitions que l'insolation avait levées. Pour employer l'expression de Mignard, *l'auto-conduction* (1) (et il entend ici un système bien différencié) s'était relâchée et avait libéré ces automatismes psychiques auxquels elle aurait dû commander. La crise d'hystérie représenterait pour Mignard un phénomène du même ordre qui libérerait non seulement les automatismes psychiques, mais encore les automatismes moteurs. Notre regretté collègue parle du reste d'auto-conduction psycho-motrice. Bien que mal connue, du point de vue anatomique, cette fonction considérée au point de vue psychique existe de toute évidence.

Nous avons eu également l'occasion d'éliminer le diagnostic de démence précoce dans différentes circonstances, en particulier chez un jaloux dont il sera question à l'un des prochains chapitres, et qui présentait à certains moments des réactions voisines des démences précoces les plus caractérisées, malgré l'intégrité de son intelligence et la persistance de son affectivité. Des observations de Claude et Robin, de Dupouy et Chataignon qui figurent au même chapitre sont passibles des mêmes objections.

(1) Voir la définition au chapitre suivant.

Ces considérations montrent combien le cadre de la démence précoce est encore peu précis, combien le diagnostic différentiel demeure souvent aléatoire, combien les cas qui sembleraient légitimement relever de cette rubrique diffèrent les uns des autres. On est également impressionné, en lisant les observations précédentes, en se reportant à celles que nous indiquons, par la ressemblance de certaines de leurs réactions avec celles qui mériteraient de figurer à l'actif de la démence précoce. Il ne convient pas, à notre avis, d'esquiver la difficulté en créant un groupe de pseudo-démences précoces. Quoique ayant, faute de mieux, employé une fois cette expression à propos de l'observation de L., je suis de l'avis du Pr Ombredanne, en ce qui touche les pseudo-symptômes, les pseudo-maladies et les pseudo-syndromes. Ne pourrait-on pas parler d'attitudes, de syndrome de démence précoce, en créant si l'on veut un néologisme ? Ce syndrome pourrait être déterminé par des affections organiques ou non, puisqu'en dehors de la démence précoce proprement dite Baruk l'a décrit dans un certain nombre de tumeurs cérébrales. De même il pourrait, comme chez notre malade L., être en rapport avec certaines conjonctures d'ordre psychique, des autismes (1), des situations auxquelles le sujet reste accroché. Y aurait-il en pareil cas une sédation passagère ou définitive de la tension psychique, pour employer l'expression de Pierre Janet ? Les cordes du psychisme, pour user d'une métaphore

(1) Thèmes de la rêverie intérieure.

peut-être téméraire, seraient-elles définitivement ou passagèrement détendues, de façon à répondre à toutes les vibrations parasites résonnant à leur portée ? Se ferait-il de la sorte un retour à l'affectivité et à l'intellectualité du jeune enfant, à l'affectivité de jeu, à une attitude ludique de l'existence ? Autant d'hypothèses dont aucune ne serait tout à fait invraisemblable. Nous sommes habitués à retrouver des syndromes similaires ou superposables au cours des affections organiques et non organiques. C'est une conception du même genre que nous retrouvons encore au chapitre suivant, appliqué aux syndromes catatoniques.

AFFECTIVITÉ ET CATATONIE

Un tel rapprochement eût étonné, il y a quelque vingt-cinq ans ; il est actuellement à l'ordre du jour, tant la cloison étanche qui séparait l'organique du psychique est prête à s'effondrer sous les coups des travaux de ces dernières années.

Notre premier devoir est ici de définir la *catatonie*, ou plutôt le *syndrome catatonique* ; ce sera chose relativement facile après les travaux de l'avant-dernier congrès et grâce au lumineux rapport du Pr Divry de Liége, qui a servi de base à la discussion et montré que les organicistes et les psycho-génétistes étaient en somme bien près de s'entendre.

Le terme de catatonie appartient à Kahlbaum, qui l'avait conçu, comme nous le faisons aujourd'hui, à la façon d'un syndrome, et non pas, comme le fit Kræpelin plus tard, à la façon d'une maladie, ou plutôt d'un symptôme indissolublement lié à la démence précoce.

A l'origine, le syndrome catatonie est avant tout un syndrome moteur, assez complexe, pour lequel nous adoptons la définition de Divry, sauf toute-fois sur un point, qui est celui de lui incorporer le maniérisme, que nous avons eu l'occasion de décrire dans le chapitre précédent. Le maniérisme, à notre avis, appartient plus particulièrement à la démence précoce proprement dite ; l'on sait au contraire que la catatonie peut se rencontrer en dehors de la démence précoce, au cours de certaines tumeurs cérébrales, par exemple.

La catatonie, en tant que phénomène moteur, se présente chez un même malade, de façons différentes.

C'est tantôt l'immobilisation subite dans une attitude, que le sujet peut conserver fort longtemps. Le facies garde sa coloration mais demeure figé, inexpressif, comme mort ; ce n'est pas l'impression d'ébahissement du confus, qui semble sortir d'un profond sommeil ; ce n'est pas non plus le facies du dormeur, c'est ce que Claude et Baruk ont appelé le facies « hiératique », rappelant celui de certaines statues égyptiennes.

Tantôt les membres ont la flexibilité de la cire, il est possible de leur imprimer telle ou telle attitude même la plus fatigante : le catatonique, pour la conserver, réalise à son insu des prodiges d'équilibre ; tantôt au contraire, ses membres, roides comme des barres de fer, s'opposent à tout mouvement passif ; c'est ce que l'on a appelé le *négativisme moteur*.

Mais la catatonie n'implique pas toujours l'immobilité, l'immobilisation dans une attitude déterminée. Le syndrome catatonique comporte parfois des répétitions de mouvements toujours les mêmes, de mouvements d'apparence pertinents, qui n'étonnent que par leur répétition stéréotypée ; c'est ce que l'on appelle les *stéréotypies* qui, dans le domaine du langage, aboutissent à la verbigération. C'est tantôt un même mot, une même phrase, répété à satiété et scandé sur le même rythme. Ce sont des souvenirs, des phrases entières apprises par cœur qui reviennent, sans aucune espèce d'à-propos. Un malade étudié par Baruk et Morel récitait ainsi des chapitres entiers de ses manuels scolaires ; d'autres évoquent des souvenirs très anciens, empruntés à leur propre passé, mais c'est une récitation machinale, une litanie de phrases interminables, débitées sans aucun relief ni aucune intonation. Le sujet conserve une attitude psychique passive, superposable à son attitude physique, comme si sa pensée consciente et affective l'avait pour toujours abandonné. C'est, suivant l'expression classique, le dévidement du passé sous le regard d'un psychisme qui ne le reconnaît plus comme sien ; ce sont, pourrait-on dire encore, toute une série de processus automatiques auxquels l'affectif et l'intellectuel du sujet ne prennent plus aucune part.

Nous n'insistons pas sur les symptômes qui distinguent cette roideur de celle de l'encéphalite épidémique ; rappelons avec Claude et Baruk que les courbes myographiques relevées sont tout à fait différentes de celles de la roideur encéphalitique ; que la scopolamine, qui fait cesser cette dernière, demeure sans influence sur la catatonie. Ajoutons que les mouvements sont tout différents : mouvements d'apparence volontaires dans le cas de la catatonie, mouvements dysharmoniques dans l'encéphalite, c'est-à-dire analogues par exemple à ceux de la chorée (danse de Saint-Guy) ou de l'athétose (ces derniers comparés aux attitudes de mains des danseuses javanaises). Rappelons aussi, comme le font observer ces auteurs, que dans l'encéphalite épidémique, les malades « font ce qu'ils peuvent », tout ce que leur permettent les roideurs qui s'opposent à l'exécution des mouvements ; les catatoniques au contraire offrent une passivité absolue ou une roideur invincible, faisant preuve d'un excès ou d'une absence de bonne volonté.

La catatonie, qui survient ainsi par accès, apparaît donc comme une pause de la vie psycho-motrice dans tout ce qu'elle a de plus hautement psychique ou de plus psychiquement moteur. Tout se réduit à des automatismes ; du reste, psychiquement parlant, certains malades se souviennent fort bien de ce qui s'est passé au cours de leurs périodes catatoniques.

« Je ne suis pas en vie, dit-il, à ce moment je suis comme une pancarte, je suis comme une boîte. » « Quand je frappe dans mes mains, c'est pour me faire revenir dans la salle, je n'y suis pas en esprit. Je suis à l'état latent. C'est informe, difforme, ça fait un certain bruit acoustique qui me fait retrouver dans la salle... »

« Je suis un mort, je ne pense à rien... », etc...

On pourrait ainsi multiplier les citations.

Cette étude de la catatonie établit le bien-fondé de la théorie de Mignard. La catatonie est une faillite épisodique plus ou moins prolongée de ce système d'auto-conduction qui est loin d'être une utopie. Cet enseignement cadre fort bien avec ce que nous savons des fonctions du lobe préfrontal, qui semble préposé à tout ce qui est pertinent, pragmatique, tant dans le domaine de l'affectivité que dans celui de l'intelligence et dans celui du mouvement. Tout semble se tenir dans un même territoire cérébral. Comme le dit depuis longtemps Séglas, la distinction toute théorique de l'affectivité et de l'intelligence s'estompe aussitôt que l'on touche aux processus supérieurs de la vie psychique.

La catatonie représente donc en dernière analyse une suspension plus ou moins durable de cette vie psychique supérieure qui ne laisse subsister que l'automatisme. Ce mécanisme peut être inhibé aussi bien par une lésion anatomique que par une intoxication, ou par des émotions en série. Le rôle de cette dernière s'affirme par la présence de symptômes vagotoniques concomitants, témoins irrécusables de la réaction affective.

Toutes ces notions théoriques sont prouvées par la clinique ; plusieurs exemples permettent de juger de l'importance du rôle de l'affectivité en pareille occurrence. C'est là un point sur lequel ont insisté Repond et Pierre Janet.

Il est de constatation courante que la présence des médecins dans la salle multiplie les épisodes catatoniques parmi les malades ; un sujet roidi, en état de catatonie typique, retrouve instantanément sa souplesse pour s'attaquer à son voisin, ou pour lui subtiliser sur sa tablette quelque objet qui lui fait envie. Or tous les tests désirables démontrent la réalité de ces troubles et éliminent l'hypothèse de simulation, qui pourrait se présenter à un esprit insuffisamment averti.

Répond rapporte à cet égard une observation des plus curieuses. Un jour qu'il manquait d'infirmières pour veiller des malades graves, il eut l'idée de s'adresser à une catatonique. Celle-ci retrouva toute sa souplesse et fut pendant trois ou quatre jours une infirmière idéale, diligente et attentionnée, prenant des initiatives fort heureuses, rédigeant des rapports fort judicieux. Une fois relevée de ses fonctions, elle retomba dans la catatonie, contre laquelle les thérapeutiques courantes se montrèrent impuissantes.

Janet verse à la discussion dudit congrès l'observation de deux jumelles qui, au même âge, furent atteintes de démence précoce : la situation morbide des deux sœurs était sensiblement la même ; toutefois seule présentait des symptômes catatoniques celle qui avait gardé quelque affectivité et ses accès catatoniques se déclanchaient beaucoup plus facilement en présence du Dr Arnaud, qui les voyait journellement, qu'en présence du Pr Janet qui ne les visitait que de loin en loin.

On est frappé des analogies de cet état avec celui de la suggestion hypnotique. Ces analogies seront plus évidentes encore si nous ajoutons que de tels malades présentent également ce que l'on a appelé de l'écholalie, de l'échopraxie, c'est-à-dire qu'ils sont susceptibles de répéter ce que l'on dit en leur présence, de reproduire les mouvements que l'on fait devant eux, ou même d'exécuter docilement ceux qu'on leur commande. Dans les deux cas, il y a pour ainsi dire une inhibition du psychisme supérieur, qui obéit d'instinct à ce qu'il entend et à ce qu'il voit. Le négativisme aveugle est une conduite tout aussi primitive que la précédente. Cette pause de l'être supérieur représente donc comme un processus d'ordre général, que nous retrouverons plus loin, lorsque nous parlerons de la catalepsie, dont les mécanismes sont tout à fait analogues et dont la séméiologie est à peu près identique, à tel point qu'il est souvent difficile de les distinguer l'une de l'autre. Nous pouvons dire que cette distinction n'a pas toujours un intérêt primordial, car ces deux syndromes sont la monnaie de la même pièce ; ils traduisent, si l'on peut s'exprimer ainsi, un même état du psychisme.

Nous savons fort peu de choses des conditions anatomiques qui président à ces états : les trois observations de d'Hollander sont insuffisantes à fixer et même à orienter nos idées sur ce point.

Voilà ce que nous savons actuellement de la catatonie et de ses rapports avec l'affectivité ; il serait intéressant d'étudier le malade catatonique en dehors de ses crises mêmes de catatonie. Les observations complètes à cet égard sont relativement rares. Un cas nous paraît singulièrement instructif, c'est celui de Baruk et Morel auquel nous faisions allusion plus haut, mais auparavant rappelons cette observation fort intéressante, publiée récemment par notre ami le Dr Faure-Beaulieu, qui avait eu l'amabilité de nous montrer la malade :

Une jeune femme de 24 ans, ancienne syphilitique, entra dans le service dans un état qui rappelait de très près celui de la démence précoce. Anxieuse, quelque peu confuse, elle présentait un syndrome de négativisme physico-psychique qui, au premier abord, en imposait pour une démence précoce avec catatonie. Ces symptômes se manifestaient surtout lorsque l'on examinait la malade ou qu'on voulait, malgré elle, la faire sortir de son lit.

La ponction lombaire révélait alors une lymphocytose considérable, cinquante éléments par champ. Les symptômes s'atténuèrent rapidement, et quinze jours après tout avait disparu, la lymphocytose comprise. Il s'agissait donc d'une poussée méningée chez une spécifique. Pourquoi cette poussée avait-elle pris cette forme ? Il est difficile de le déterminer. Cette jeune femme, ajusteuse de robinets, s'était vu refuser pour malfaçon une série de pièces qu'elle avait dû établir suivant un type nouveau. Avait-elle craint de perdre ainsi son gagne-pain ? Cette émotion avait été la seule, et elle était toute relative, puisque le gain du mari suffisait à la rigueur à l'entretien du ménage.

Reprenons à présent le malade de Baruk et Morel, en dehors de ses paroxysmes.

Ce jeune homme, âgé de 20 ans, avait été dès l'enfance « froid et renfermé, et plutôt hostile ». Extrêmement studieux, il apprenait tout ce qu'il pouvait apprendre, lisait des livres philosophiques, scientifiques, il ne s'intéressait qu'à la culture pure, reprochait à ses parents de ne « chercher qu'à gagner de l'argent ». Nous insisterons plus loin sur le rôle de l'inadaptation à l'entourage dans l'attitude dite schizoïdique.

Les auteurs montrent qu'à côté d'une mémoire, à la vérité prodigieuse, il présentait également des troubles de l'intelligence, en ce sens que de son propre aveu il ne pouvait fixer son attention. « J'ai, dit-il, un trouble de l'attention et de la mémoire, je ne peux pas faire attention, parce que je suis porté à autre chose que ce qu'on me dit. » Il ne peut fixer sa pensée, il ne peut qu'assister au déroulement automatique de ses idées.

« En d'autres termes, il ressemble à un riche, qui posséderait une immense fortune, mais qui serait dans l'impossibilité totale d'en utiliser la moindre parcelle. On nous accordera qu'il est difficile de parler en pareil cas d'une intégrité de l'intelligence. Celle-ci ne consiste-t-elle pas justement dans ces phénomènes subtils d'associations dirigées, voulues, dans cette élaboration ou adoption en vue d'un but, dans cette utilisation harmonieuse, souple, rationnelle, des matériaux de notre vie psychique ? »

Nous sommes parfaitement d'accord avec les auteurs, et à ce point de vue un tel malade rappelle fort bien ce cas, qui sert de point de départ à Pierre Janet dans son remarquable ouvrage « de l'angoisse à l'extase ». Lorsque sa tension psychique joue normalement, ou plutôt à son état normal, elle est obsédée par cette idée de savoir si oui ou non elle est unie à Dieu. Au cours de ses périodes délirantes, lorsque, suivant l'expression de Janet, la malade est en état de tension inférieure, elle suppose le problème résolu dans un sens ou dans l'autre, et suivant les cas vit dans un état de délire euphorique ou pénible (délire psychasthénique de Janet et Arnaud). En telle occurrence, son psychisme est pour ainsi dire au repos, en pantoufles.

L'état de catatonie ne ressortirait-il pas à un mécanisme du même genre ? ne serait-il pas, toutes proportions gardées, comparable à ce sommeil académique qui, suivant l'expression d'A. Dumas fils, n'empêche pas d'entendre mais dispense de répondre ? N'est-il pas une trêve à la vie ?

Du côté affectivité, le déficit est peut-être moins considérable qu'on ne pourrait d'emblée le supposer ; en ce qui touche à l'initiative psychique, qui tient à la fois de l'intelligence et de l'affectivité, on pourrait faire la même remarque. Voici par exemple une remarque qui indique une certaine conscience de son état :

« C'est ainsi qu'il nous a dit qu'il était exactement semblable à l'un des malades de notre salle, le malade B. « Je ris comme Georges B., nous dit-il, j'ai le même réflexe... j'ai le même syndrome que lui. » Il rit tout seul, et tout d'un coup. « Je ne le fais pas exprès, ça vient tout seul. Il y a deux ans je riais devant un enterrement, ça m'ennuyait. » Or rien n'est plus exact que cette remarque. »

Les auteurs insistent encore sur l'absence, chez le malade, de discordance de la mimique. En réalité la mimique à la période catatonique exprime le sentiment de l'instant, de la minute, de l'heure qui précède ; il y a pérennité plutôt que discordance, puisqu'il sait, dans une certaine mesure, s'adapter à l'ambiance.

L'étude de la catatonie est, on le voit, entrée dans une voie nouvelle et féconde ; nous ne doutons pas que les recherches ultérieures nous apporteront des clartés nouvelles. Il est intéressant toutefois de noter qu'à l'heure actuelle la catatonie n'est pas perdue dans l'espace, qu'elle se rattache à d'autres syndromes suspensifs de l'activité supérieure, tant cogitative qu'affective et motrice. Elle démontre également que l'affectivité n'est jamais touchée de façon isolée, comme semblaient le supposer certains de nos devanciers. Nous sommes nous-mêmes, dans une intention purement didactique, tombés autrefois dans le même travers, tout en avertissant au moment de la synthèse que cet isolement respectif de l'émotivité, de l'intelligence et de la volonté, ne répondait nullement à la réalité.

TROUBLES DE L'AFFECTIVITÉ ET DU CARACTÈRE DANS LES PSY-CHOSES NON ORGANIQUES

AVERTISSEMENT

Avec la démence précoce, nous quittons les affections dites organiques et nous tombons en pleine caractérologie, c'est-à-dire dans un domaine où les classifications demeurent fort précaires et où l'on peut se permettre encore les méthodes plus libres du moraliste ou de l'essayiste, car les caractères sont trop divers pour se prêter jamais à une classification viable ; que l'on consulte les ouvrages partout cités de Paulhan, de Mala-pert, les rubriques semblent bien fragiles et plus que provisoires. On trouverait peut-être des bases plus solides dans les ouvrages de Laignel-Lavastine qui font jouer un rôle incontestable dans la formation du caractère aux maladies que le sujet a traversées, à l'état congénital ou acquis du système végétatif ou endocrinien, à l'état de sa santé en général. Mais peut-être ne faut-il pas aller trop loin dans cette voie. La sensibilité, l'évolution psychique d'un Marcel Proust s'explique en partie par sa jeunesse maladive, par l'influence de sa mère, mais la vie nous montre des personnages tout différents, qui ont été aux prises avec la maladie, et n'ont pas évolué de la sorte ; ses dispositions natives ou acquises n'ont-elles pas profité de la maladie, ne se sont-elles pas harmonisées avec elle ? Nous sommes loin de nier l'importance des facteurs endocrinien et végétatif : la passivité, la dépression de l'insuffisance thyroïdienne, l'instabilité, l'excitation du basedowien et tant d'autres traits du même genre, sont au-dessus de toute discussion. Mais ces facteurs sont loin d'être les seuls, sans quoi le maniement sagace des médicaments endocriniens et végétatifs permettrait de corriger et de créer à son gré tel caractère, telle affectivité que l'on désirerait.

Nous nous octroyons le droit d'envisager à notre gré tels caractères d'adolescents qu'il nous plaira, sans nous heurter à des classifications stérilisantes. Nous n'abuserons point toutefois de cette liberté, nous nous attacherons aux types les plus courants et aussi les plus curieux.

A cette occasion encore nous soulevons une question bien délicate. Notre titre porte : troubles du caractère, troubles de l'affectivité. Où finit le normal, où commence le pathologique ? Avec les psychoses organiques à lésions grossières, avec la démence précoce, il nous était relativement facile de répondre : l'état antérieur fournissait un terme de comparaison ; les troubles de l'affectivité et du caractère sautaient pour ainsi dire aux yeux.

Cette difficulté ne nous troublera point, car dans les types qu'il nous reste à étudier, le normal et le pathologique chevauchent constamment et toute délimitation rigide resterait erronée ; nous passons de l'un à l'autre sans nous en apercevoir, par des transitions insensibles. Nous ne reprendrons pas systématiquement, dans cet esprit, la théorie des diathèses, que nous avons discutée tout au long dans notre livre des psychoses évitables. Toutefois les différentes diathèses, dont nous avons longuement discuté la valeur, serviront de point de ralliement à nos divers chapitres, qui constitueront autant d'esquisses appuyées sur des exemples. Nous ne renouvelons pas non plus, dans cet ouvrage, la discussion relative au rôle respectif des éléments du caractère héréditaires ou acquis. Nous renvoyons le lecteur à ce même ouvrage.

Nous prendrons encore une autre liberté : nous nous réservons de passer sous silence les troubles du caractère et de l'affectivité qui, nés au cours de l'enfance, traversent sans se modifier la période juvénile.

QUELQUES INTÉRIORISÉS

« Quand je le veux, me disait-il dans son langage,
auquel les trésors du souvenir communiquaient
une hâtive originalité, je tire un voile sur mes yeux.
Soudain je rentre en moi-même, et j'y trouve une
chambre noire, où les accidents de la nature viennent se reproduire sous une forme plus pure que
la forme sous laquelle ils sont tout d'abord appa-
rus à mes sens extérieurs ».

C'est ainsi que s'exprimait le Louis Lambert
de Balzac. Que l'on se reporte à la description de la
schizoïdie de Bleuler, des schizoses de Claude, Borel
et G. Robin, les fines analyses de l'ouvrage récent de
Minkowski ; c'est cette même prédominance de la
vie intérieure, ce même détachement de la vie réelle
qui fait de ces sujets de continuels rêveurs ; ils
ont, suivant l'expression de Minkowski, perdu le
sens du réel.

On pourrait dans Balzac trouver plus encore que
la définition, plus que les caractéristiques générales
du personnage. Louis Lambert avait surtout vécu,
on se le rappelle, chez son oncle, dont il avait
réellement dévoré la bibliothèque grossie, comme
les bibliothèques de curé assermenté, du fonds des

librairies seigneuriales. Il avait tout assimilé grâce
à sa vive intelligence ; tout en lui avait pris vie ;
il suffit de lire les admirables pages dans lesquelles
le héros a suivi la vie d'un mot, la vie d'une pensée, pages que nous regrettons de ne pouvoir citer.
Jusque-là, c'est-à-dire jusqu'à son entrée au collège
de Vendôme, dont Balzac a connu toutes les mesquineries tant de la part des maîtres que de celle
des élèves, il avait avec son oncle connu la libre
expansion : c'est au collège qu'il s'est renfermé
en lui-même, qu'il a mené cette vie tout intérieure, ne la confiant qu'au jeune Balzac (le
poète et Pythagore), ce binôme qui, dans la réalité,
ne semble représenter qu'une seule et même personne.

« La tête toujours appuyée sur sa main gauche,
et le bras accoudé à son pupitre, il passait des heures
entières à regarder dans la cour le feuillage des
arbres et les nuages du ciel ; il semblait étudier ses
leçons, mais voyant sa plume immobile ou sa
page blanche, le régent lui criait : « Vous ne faites
rien, Lambert ! » Ce « vous ne faites rien » était
un coup d'épingle qui blessait Louis au cœur ».
Les pages qui suivent nous montrent l'accueil qui
fut réservé audit binôme par les camarades qui
ne le comprenaient pas, car une société, ou plutôt
un groupement d'individus ne connaît que les gens
qui partagent intégralement ses idées et même
adoptent les mêmes formules extérieures. Le Merle
Blanc de Musset, probablement Musset lui-même, a
connu les mêmes disgrâces. Ce qui devait arriver
arriva, chacun restait sur ses positions, de telle

sorte que le Poète et Pythagore menèrent en quelque sorte une vie à eux, fort différente de la réalité représentée par l'ensemble de leurs condisciples. C'est ce que Bleuler eût appelé un autisme ; le mot autisme ne représente rien d'autre que cette vie intérieure, distincte de la réalité de tout le monde.

« Le poète et Pythagore furent une exception, une vie en dehors de la vie commune. L'instinct si pénétrant, l'amour-propre si délicat des écoliers, leur fit pressentir en nous des esprits situés plus haut ou plus bas que n'étaient les leurs. De là chez les uns haine de notre muette aristocratie, chez les autres mépris de notre inutilité. »

Telle est en effet la vie des schizoïdes, le monde leur reproche d'être souvent des êtres inutiles.

Vous savez probablement que Bleuler a montré que les schizoïdes pouvaient perdre le contact du monde à tel point qu'ils en imposent pour des déments précoces : c'est même par ces types inférieurs qu'il a amorcé ses études, déclarant que la plupart des déments précoces, et même tous, n'étaient que détachés de la réalité ; la psychanalyse arrivait à déchiffrer leur autisme ; souvent, lorsqu'on savait attirer leur confiance, ou obtenait d'eux des réponses vraiment intéressantes et même profondes.

Voici ce que nous dit Balzac, nous représentant Louis Lambert lorsqu'il eut épousé Pauline de Villenoix :

« Louis avait eu quelques accès de catalepsie bien caractérisés. Il était resté pendant quelques heures immobile, les yeux fixes, sans manger ni parler, état purement nerveux dans lequel tombent quelques personnes en proie à de violentes passions, phénomènes rares, mais dont les effets sont fort bien connus des médecins. S'il y avait quelque chose d'extraordinaire, c'est que Louis n'ait pas eu déjà plusieurs accès de cette maladie, à laquelle le prédisposaient son habitude de l'extase et la nature de ses idées. » Voilà l'état de dissociation complète simulant la démence précoce, et voyez quelle compréhension profonde de la psychologie Balzac donne à la malheureuse Pauline de Villenoix : « Sans doute, me dit-elle, Louis doit paraître fou, mais il ne l'est pas si le nom de fou doit appartenir à ceux dont, pour des causes inconnues, le cerveau se vide, et qui n'offrent aucune raison de leurs actes. Tout est parfaitement coordonné chez mon mari, quand il parle, il exprime des choses merveilleuses, seulement assez souvent il achève par la parole une idée commencée par son esprit, ou commence une proposition qu'il achève mentalement. Aux autres hommes il paraîtrait profondément aliéné, pour moi qui vis dans sa pensée toutes ses idées sont lucides. »

N'est-ce pas avant la lettre une grande partie de ce que nous a appris l'école contemporaine, sans compter l'esquisse des trois degrés de l'intériorisation décrits par Claude et par ses élèves Borel et Robin : la schizoïdie, la schizomanie et la schizophrénie ?

Comparons à présent à cette œuvre admirable les observations, les lettres de certains malades, et peut-être verrons-nous que les faits sont plutôt d'accord avec Balzac qu'avec les théories régnantes. En effet, sans nous arrêter à la question

du substratum anatomo-pathologique de la schizoïdie, qui est encore fort douteux, comme l'admet
Bleuler lui-même, nous savons que la plupart des
auteurs parlent de constitution schizoïde, de tempérament schizoïde, c'est-à-dire, dans leur esprit,
de tendances natives. Minkowski lui-même les suit
sur ce terrain, s'appuyant sur l'argument généa-
logique mis en lumière par Mme F. Minkowska.
Nous ne sommes pas de leur avis. Nous croyons en
effet que Balzac a vu fort juste : le schizoïde est
avant tout un incompris, parce que différent d'un
milieu familial qui lui a été indifférent sans le tor-
turer. Son psychisme a pu réaliser ces expériences
de la seconde enfance, qui permettent à l'enfant de
se faire une échelle des valeurs ; il a manqué de
guides, pourrait-on dire, mais n'a pas été contrarié
de façon à douter de lui-même. L'enfant est différent
de son milieu et à cet égard Minkowski a été dans le
vrai lorsqu'il a dit que le processus schizoïde repré-
sentait souvent un syndrome de compensation, c'est-
à-dire que, dans sa vie intérieure, le sujet trouvait
à satisfaire les aspirations auxquelles la vie réelle
n'avait pu donner satisfaction. La schizoïdisation,
ou plutôt l'attitude schizoïde, n'est donc pas, à notre
avis, primitive ; elle est assez précoce, se développe
dès le début de l'adolescence, plus tôt même dans
certains cas. Le schizoïde en général, du moins à
ses débuts, se renferme silencieusement en lui-
même, sans claquer les portes, sans chercher à
s'imposer, et cela pour bien des raisons. C'est
que tout d'abord il n'est pas autoritaire, que
d'autre part le rêve de ces sujets, comme les oiseaux

bleus de Mæterlinck, ne supporte pas la pleine lumière qui le défigure ; qu'il ne peut être compris que par son auteur, car ses détails ne valent que par l'affectif qui les sous-tend. Notre opinion est donc diamétralement opposée à celle de Kretschmer qui range dans la schizoïdie des « rêveurs des utopistes autoritaires » du type de Calvin, qu'il donne lui-même comme exemple. Le schizoïde est en général un discret, qui souffre en silence, qui se console également en silence, car, comme sa consolation, sa souffrance, ou plutôt les causes de cette dernière se formulent mal, se prêtent mal à l'expression discursive. Il leur faut vraiment une âme sœur comme dans le roman de Balzac, mais cette âme sœur, existe-t-elle réellement, dans la réalité ? les souffrances et les rêves de deux âmes vibrent-ils parfois dans une aussi parfaite harmonie ?

Nous allons mettre la réalité à côté du roman : leur conformité s'impose, car on ne décrit, on ne discute pas aussi suggestivement ce que l'on n'a pas par soi-même éprouvé. Voici par exemple quelques fragments de l'auto-analyse d'une jeune fille dont l'observation figure tout au long dans notre précédent ouvrage. C'est une jeune fille qui vécut toujours dans un milieu familial fort divisé.

« L'affection filiale, la tendresse paternelle, les confidences réciproques des frères et sœurs, bref toute la richesse sentimentale dont est douée une famille très unie, m'a complètement manqué. J'ai eu, jusqu'à douze ou treize ans, une réserve à dépenser que j'ignorais moi-même, mais c'est dans l'image, la représentation littéraire idéalisée, sublimée de mes sentiments, que j'ai déversé toute mon affection. C'est par elles que j'ai pris conscience de ce qui manquait à ma nourriture morale. »

On ne peut mieux définir le syndrome dit de compensation, tel que l'avaient décrit Adler et dans un sens plus affectif Mignard et Montassut. Toutes ces aspirations apparaissent dans ces romans intérieurs dont les principaux épisodes sont dramatisés, et dont les personnages se meuvent dans un décor, parlent, agissent, souffrent et succombent. Inutile d'ajouter que cette jeune fille reconnaît l'irréalité de ces représentations. Personne du reste ne pouvait soupçonner la richesse de cette vie intérieure. Notre malade poursuivait brillamment ses études à la Sorbonne et rien ne transpirait dans sa vie extérieure. Si le caractère compensatoire avait besoin d'être démontré, l'évolution de la maladie s'en chargerait. La malade eut une inclination, qui lui fit une réalité suivant ses aspirations : cette vie intérieure romancée et dramatisée s'évanouit pour ne plus reparaître.

Bien des schizoïdes légers échappent ainsi à l'attention et mènent une vie parfaitement normale. D'autres, tout en ayant un comportement parfaitement correct, affectent une attitude guindée, peu naturelle, dont ils sont parfaitement conscients. Tel était le cas d'une demoiselle d'une trentaine d'années que j'observais pour la première fois il y a cinq ans environ. De physionomie intelligente et ouverte, un rictus forcé trahissait un grand effort sur elle-même : « Je suis conventionnelle, me disait-elle, je ne puis être moi-même. »

Toujours grande imaginative, elle avait été dès son enfance glacée par l'austérité froide et distante de ses parents, par l'indifférence de ses frères et sœurs. Elle s'était de bonne heure repliée sur elle-même, « se racontant des histoires, vivant ainsi par l'imagination une union tendre, profonde, surhumaine, ajouta-t-elle, c'est-à-dire exempte de toutes les mesquineries qu'elle voyait autour d'elle ».

Vers l'adolescence sa piété s'exalta, et c'est en plein enthousiasme qu'elle entra à vingt ans dans un ordre contemplatif. Sa santé fragile la força bientôt à rentrer dans le siècle.

Elle devint secrétaire dans une administration de l'Etat où elle fut fort appréciée ; elle sut se créer un milieu sympathique jusqu'au jour où elle eut une défaillance passagère, dont elle garda un très profond remords. Depuis elle prit le goût de la solitude ; elle vécut seule avec elle-même dans une perpétuelle rêverie. Elle s'est prise d'une affection platonique pour un de ses chefs, auquel elle ne laisse rien soupçonner de ses sentiments, elle se sent seule et n'a plus aucun espoir en l'avenir, qu'elle entrevoit comme une monotone grisaille.

Pas plus que la malade précédente elle n'a perdu le sens de la réalité, pas plus qu'elle, elle ne laisse échapper le secret de son désarroi, de sa vie intérieure, que seule signale son attitude un peu roide, son air peu naturel, qu'elle perd dès qu'elle se sent en confiance.

D'autres sujets, tout en participant à la vie commune, présentent à un moment donné de leur

existence certaines bizarreries qui ont suscité, il y
a quelques années, à la Société de Psychiâtrie, une
discussion intéressante.

Il s'agissait d'une jeune infirmière du nom de
Marie, âgée de 29 ans, que nous avions eu l'occasion de suivre avant son entrée à l'hôpital de la
Pitié où elle fut étudiée et présentée par Laignel-
Lavastine et Kahn. C'était encore, comme dans les
autres cas que nous avons eu l'occasion d'observer,
une personne plus intelligente et surtout beaucoup
plus raffinée que son entourage. Grande imaginative, elle aimait à s'isoler pour rêver et pour
lire. Elle avait lu, entre autres, Musset, Vigny,
Bossuet, Lamennais, qu'elle avait assez bien assi-
milés ; nullement orgueilleuse, elle parlait fort
judicieusement de ses lectures.

Sa rêverie avait un caractère assez particulier,
en ce sens que le symbolisme y jouait un rôle important. Elle voit un jour dans les champs une
charrue traînée par des bœufs ; c'est l'image de sa
destinée, le sillon qu'elle doit suivre. La fumée d'une
cheminée d'usine, c'est sa destinée à elle, qui doit
s'évanouir sans résultat, etc...

Ne pouvant plus s'entendre avec sa famille, elle
se place à Paris comme domestique, puis comme
infirmière. C'est là que nous la voyons dans un
hôpital à l'occasion d'une crise dépressive au cours
de laquelle elle fit plusieurs tentatives de suicide,
qui déterminèrent son envoi à la Pitié.

Au point de vue sentimental, presque rien. A la
fin de la guerre elle a rencontré un jeune officier
qui la raccompagna chez sa tante et dont elle rêva

comme d'un fiancé. Plus tard, infirmière dans une maison de santé, elle fut surprise par un vieux morphinomane impuissant, qui se glissa dans son lit ; il ne se passa rien, mais Marie en éprouva un profond remords.

Elle eut encore une vision, dans le service de la Pitié : « Une nuit, dit-elle, alors qu'elle ne pouvait dormir, le clair de lune projetait dans sa chambre l'ombre des barreaux de la fenêtre. Ces ombres, c'était la barrière qui la séparait de son fiancé. Elle se lève alors, met une couverture, et s'imagine dans la lumière lunaire être la bergère qui attend son berger. Il lui semble entendre, dans le lointain, le son de la cornemuse se mêlant aux sanglots du violon. Dans ses pensées son fiancé prend la forme d'un cygne, symbole de la pureté. »

La crise dépressive mise à part, nous ne sommes guère qu'en marge de la pathologie et la discussion purement diagnostique ne serait qu'une querelle de mots. Il est fort probable que cette jeune fille eût également abandonné le rêve si la réalité avait répondu à ses aspirations.

C'est encore une jeune intériorisée, plus raffinée que son milieu, et incomprise de lui, que présentent le Pr Claude, Borel et Robin : seul son frère la comprend, seule cette présence lui permet de sortir de son isolement et ce fut surtout lorsque ce frère se fut marié que Germaine commença à perdre pied et à présenter différentes réactions jalouses, hostiles, dépressives, que nous nous proposons de rappeler brièvement. Voici le récit de son enfance

et de son adolescence qui rappellent de fort près
celui des observations précédentes.

« L'étude du caractère de Germaine B. et de ses
diverses réactions quotidiennes ne laisse pas d'être
intéressante. Nous verrons en effet que dès son
enfance on aurait pu découvrir chez elle certains
traits particuliers, peu marqués sans doute, mais
qui plus tard, sous l'influence de chocs émotifs répétés, devaient prendre une importance pathologique. Les divers renseignements que nous avons
pu obtenir, tant ceux fournis par la malade elle-
même que ceux donnés par sa famille, nous montrent Germaine comme une enfant intelligente et
appliquée. Très bonne élève, elle eut son certificat
d'études à 13 ans. Elle aimait, en effet, l'étude, et
préférait la compagnie d'un livre à celle des enfants
de son âge. Très jeune, elle avait manifesté le goût
très vif pour la lecture, et se plaisait surtout à celle
des romans romanesques, « ceux qui font penser et
rêver ». Elle aimait la solitude, n'avait pas d'amies,
ne se mêlait pas aux jeux, les fuyait même. Elle
faisait de longues promenades solitaires, où elle
donnait libre cours à ses rêveries. Silencieuse,
n'aimant pas les conversations des enfants de son
âge, elle passait ainsi pour orgueilleuse. Le soir,
dans l'obscurité, elle faisait de beaux projets, or-
ganisant minutieusement la vie qu'elle aurait voulu
mener. Détestant le bruit, elle affectionnait les
églises, non pas qu'elle fût très pieuse, mais à cause
du silence qu'elle y trouvait, et qui lui permettait
de suivre le fil de ses rêves. Ces dispositions, déjà
très nettes dans l'enfance, ne firent que se déve-

lopper à mesure qu'elle avançait en âge. D'ailleurs, intelligente et cultivée par de nombreuses lectures, elle se sentait des goûts au-dessus de sa condition. « Je ne vivais pas dans le milieu que j'aurais désiré, nous dit-elle. J'aurais aimé des êtres bien éduqués, sans être princiers, des êtres avec qui je puisse échanger des idées. » Souvent choquée dans ses sentiments les plus profonds par certaines opinions émises devant elle, elle se faisait plus secrète et plus renfermée, comprenant toute la différence qu'il y avait entre les goûts vulgaires de ses parents et les siens propres. Cependant elle vivait normalement, était seulement d'un caractère un peu entêté et peu communicatif. Mais placée après son certificat d'études dans une maison de reliure, elle travaillait régulièrement, et resta dans la même maison pendant quatorze années, jusqu'à l'âge de 26 ans.

Ce n'est qu'à l'âge de 26 ans, c'est-à-dire assez tardivement, bien après l'adolescence, qu'elle s'est montrée jalouse de son frère, qui se mariait dans de bonnes conditions et la voyait moins souvent.

Notons à ce moment une exagération de son état schizoïde. « Elle devint de plus en plus silencieuse, se confinant davantage dans la lecture de romans romanesques et dans des interminables songeries. » Et voici encore un autre signe, sur lequel nous insistons, et qui fait que cette attitude schizoïde se rapproche de la démence précoce, bien que les deux affections soient à notre avis fort différentes. « Elle se négligea, fut moins soigneuse de sa toilette, portant du linge malpropre, passant des journées entières enfermée dans sa chambre, les persiennes closes. « Je me mis, nous dit-elle, à m'ennuyer, car je n'avais plus personne avec qui m'épancher. »

C'est une réaction de lassitude, de bouderie à la vie, comme disait Borel ; c'est une forme de laisser-aller, un suicide affectif, pourrait-on dire, un renoncement à la vie. Sans confident digne d'elle, l'existence n'avait plus de prix. Sa jalousie, on le comprend, n'avait rien de la jalousie des grands paranoïaques, dont nous parlerons plus loin.

Du reste, cet état ne dura pas, puisque « dans le même temps elle essaya de se faire des affections à son goût : un jeune homme distingué, tout d'abord, « avec qui elle échangea quelques baisers » et qu'elle ne pouvait espérer épouser. « J'étais plutôt, disait-elle, de ces personnes qui vivent dans les pensées, dans les rêves. » Plus tard elle eut une inclination pour son patron, dont elle appréciait la distinction et la grande intelligence. Ce n'est qu'après une série d'épreuves de ce genre qu'elle émit quelques vagues idées de persécution et tenta plusieurs fois de se suicider.

Cette vie de rêve n'était donc que relative ; elle rêvait faute de mieux, parce que la réalité ne pouvait lui offrir cette amitié, ce milieu, auquel la finesse de sa nature pouvait prétendre, qu'elle s'enferma dans le rêve, non sans avoir par tous les moyens cherché la réalité. Ajoutons que son éthique parfaite lui interdisait les chemins de traverse. On comprend la nature de ses diverses réactions si voisines de celles de la sensibilisation émotive, ses abdications, ses désespoirs, sous forme de négligence de soi-même, de poussées dépressives, et si l'on peut dire, de bouffées délirantes. Nous ne croyons pas qu'à l'exemple des présentateurs il faille invoquer en pareille occurrence le mélange de deux diathèses. Pour des raisons qu'il nous est encore impossible de définir, Germaine était différente de son milieu, plus intelligente et plus raffinée que lui. Ce fait admis, ses réactions nous apparaissent comme parfaitement logiques, le désarroi au moment du mariage de son frère, cet état dépressif causé par son isolement au milieu d'une famille si différente d'elle. Les autres crises sont survenues après de multiples essais sentimentaux. Rien de bien illogique. Peut-être plus d'esprit réalisateur que les malades précédentes, un peu moins de résignation, mais nous croyons qu'il manque tout à fait d'intérêt d'introduire à frottement ces observations dans une rubrique morbide. Germaine eût appartenu à un milieu adéquat à sa mentalité, qu'elle eût peut-être été une fillette, une adolescente un peu rêveuse, un peu chimérique, mais son comportement eût été tout à fait normal.

Sa situation n'est pas si exceptionnelle qu'on pourrait le supposer : dans certains milieux populaires, sans parler de question d'intelligence, la femme, la jeune fille, la fillette, est souvent plus raffinée dans ses goûts que l'homme, sans être pour cela une orgueilleuse : c'est ce qui explique sa séduction facile, et si souvent désintéressée, et, moins souvent qu'on ne voudrait le dire, motivée par la pure coquetterie. Ce raffinement va fréquemment de pair avec la finesse d'esprit, mais pas toujours ; bien des enfants, n'appartenant pas toujours aux classes aisées, ont le sens de la distinction, le dégoût ou la phobie du vulgaire sous toutes ses formes ; certains débiles arrivent ainsi à un snobisme dans lequel l'orgueil joue un rôle tout à fait accessoire. Nous avons observé ainsi une jeune infirmière débile et crédule, qui n'aimait que ce qui était distingué, s'était évadée de sa famille, se complaisait dans la lecture d'Anatole France qu'elle saisissait du reste fort mal ; elle recherchait une âme sœur qui la comprît. Une de ses camarades lui persuada qu'un seul homme pouvait la comprendre, un de nos académiciens les plus fameux : elle lui écrivit aussitôt pour solliciter un entretien.

Nous pourrions rapprocher l'histoire d'un jeune homme dont nous avons rapporté l'observation sous le titre de désenchanté de la schizoïdie. Assez peu intelligent, mais assez assimilateur, il s'était renfermé en lui-même, écœuré par la grossièreté et la sottise de ses parents. Il se croyait un grand homme parce qu'à l'âge de 14 ans il avait cherché sa voie successivement dans la religion, dans l'occultisme, dans les doctrines libertaires ; il s'était enfermé comme dans une tour d'ivoire, négligeait tout travail et tout apprentissage, de sorte qu'il se trouva à l'âge de 25 ans acculé à la misère et sans métier dans les mains. Il commençait à revenir à la vie réelle, lorsqu'un petit héritage lui offrit une prorogation de sa schizoïdie.

Ce sont là les grotesques de l'intériorisation, qui n'ont pas pour eux le nombre. Mais, comme les premiers, ces rêveurs à outrance sont dès la seconde enfance, dès leur adolescence, en désaccord avec leur milieu. Notez qu'en général ils ne se livrent à aucune réaction hostile à son adresse, le milieu ne les a pas non plus brusqués. Ils se sentent différents, ils se sentent solitaires et l'on sait ce que cette sensation représente de terrible pour un être humain. Nous conseillons la lecture des belles pages que Prinzhorn leur consacre dans son étude sur l'état actuel de la psychothérapie. Les constructions de l'imagination schizoïdique ne sont destinées qu'à combler ce vide, ainsi que le déclare Prinzhorn avec une grande partie de l'école contemporaine. Quel exemple plus net que ce cas de délire de compensation publié par Mignard et Montassut ; un jeune enfant assisté, intelligent raffiné, très supérieur à sa condition de valet de ferme, cherche à retrouver dans ses protecteurs ses véritables parents ; aucun orgueil chez lui, aucune morgue, aucun mépris du milieu qui l'entoure, seul le débordement de son cœur détermine cette démarche.

La majorité de ces intériorisés, de ces schizoïdes, comme les appelle Bleuler, est faite d'incompris, rarement d'orgueilleux ; le contingent du snob y est fort réduit, et, s'il existe, ce snobisme est infiniment rare à la période juvénile. Il dénote une certaine débilité mentale, mais il y a toujours en lui une part d'incompréhension. L'homme, l'enfant, et en particulier l'adolescent, ne s'isolent pas de gaîté de cœur ; il n'est pas à notre avis primitivement schizoïde. Assurément l'imagination lui facilite et lui calfeutre cet isolement, mais elle ne forme dans la fugue que le contre-sujet, qui n'apparaît et ne domine qu'à la faveur d'une défaillance du thème principal. Laissons-lui ses agréments, ne lui permettons pas de dominer.

LES DILETTANTES DE LA VIE

Le dilettantisme de la vie est une disposition qui éclôt de fort bonne heure dans le courant de l'existence. Il est à la fois voulu et involontaire, fait en même temps de jeu et de souffrance réelle. C'est une sorte de courant dont les ondes se superposent à celles de la vie réelle, produisant chez ces sujets de curieuses interférences. Nous avons eu l'occasion d'étudier un de ces cas chez une Hollandaise de 45 ans, entrée à l'hôpital à l'occasion d'une tentative de suicide. Nous nous excusons encore de publier ce cas dans un ouvrage relatif à l'adolescence, mais toute l'histoire de cette femme se déroule de façon si suggestive qu'il nous a été fort aisé de reconstituer, sinon son enfance, du moins son adolescence.

Dès ses premières années elle eut une vie intérieure des plus intenses, qui ne lui cachait nullement la vie réelle, mais l'enlaçait pour ainsi dire dans ses arabesques. Fort intelligente, fort artiste et fort cultivée, elle s'analyse avec la plus grande finesse et la plus grande sagacité.

Wil... appartient à une famille assez aisée, assez intellectuelle, d'une petite ville de Hollande. Un événement domina sa vie : vers l'âge de 4 ans, ce fut la naissance d'un jeune frère, dont elle se montra fort jalouse ; elle fut une précoce névropathe. A plusieurs reprises Wil... eut la vision de ses parents et de son jeune frère, gisant sur le sol, dévorés par les loups.

Il serait oiseux de discuter, en la circonstance, s'il s'agit ou non d'une hallucination. Le symbolisme de ce « phantasme » est particulièrement net ; c'est la haine du jeune frère qui vient en trouble-fête lui ravir l'affection de ses parents, la place privilégiée qu'elle s'était faite auprès d'eux. Ce sentiment est assez fréquent chez l'enfant, nous le verrons dans un prochain chapitre.

Assez rapidement cette haine détermina en W... des réactions diverses ; elle en voulait à ses parents, fautifs d'avoir créé ce petit frère, et pourtant elle ne cessait de les aimer ; elle était de plus honteuse de ce sentiment, dont elle reconnaissait le caractère haïssable. Il ne faudrait pas toutefois prendre cette honte par trop au tragique ; loin de l'annihiler, comme une psychasthénique, cette honte animait son psychisme en y créant des courants ; un petit remords dans une âme se rapprocherait d'un frissonnement agréable qui appelle à sa suite des suggestions antagonistes aussi puissantes que lui. Cette honte était donc plutôt une allumeuse, qu'elle choyait avec sympathie ; ses sentiments d'hostilité à l'égard de son frère n'étaient en dernière analyse que de la petite guerre ; elle était heureuse d'opposer sa propre nature, imaginative, peu pragmatique, un tantinet bohème, à l'esprit positif, un tant soit peu bourgeois, de son cadet. C'est ainsi que se passa son enfance sous l'œil indulgent de ses parents, qui ne la violentèrent jamais et qui ne connurent rien de sa vie intérieure. Toutefois cette guerre en dentelles n'était pas sans danger, car elle faussait la vie, elle faussait l'affectivité de W. en créant des contre-courants auxquels elle vibrait aussi bien qu'aux courants de la réalité, d'où une sorte de trépidation, d'où un doute dans la valeur de son affectivité qui détermina un certain doute général en elle-même et se résolut finalement en une certaine timidité : grande musicienne, excellente pianiste, elle dut renoncer à la carrière de virtuose, ne pouvant jouer devant un public ; elle se borna à donner des leçons. Elle écrivit plusieurs drames qui, paraît-il, furent joués en Hollande. Sa vie sentimentale fut fort curieuse. Elle aurait toujours été assez sensuelle ; elle se serait masturbée jusqu'à l'âge de 24 ans, âge auquel elle reçut une semonce de ses parents ; les psychanalystes ont fait jouer à cet incident un rôle important dans son évolution psychique, en ce sens qu'il aurait créé un courant de haine contre ses parents. Nous ne les suivons pas sur ce terrain. Elle était toujours, disait-elle, amoureuse de quelqu'un, d'un musicien, d'un poète, d'un médecin, mais jamais elle ne révéla son amour dans un pays « aussi puritain que le sien ». Ces amourettes, toutes intérieures, n'ont fait que la tendre toujours au maximum. Elle n'a cessé de « faire joujou » avec sa haine comme avec son amour.

Elle vécut ainsi fort honorablement jusqu'à

l'âge de 40 ans. Elle rencontra un jeune peintre, d'un certain talent, disait-elle, aussi bohème qu'elle, que tout d'abord elle n'aima pas ; elle se laissa convaincre qu'elle l'aimait. Chose bizarre au premier abord, mais qui s'explique chez une personne aussi habituée à confondre le réel et l'artificiel, surtout dans le domaine sentimental. Elle l'épousa, ils eurent deux enfants, qui ont respectivement 3 et 2 ans. La vie du ménage fut fort précaire, le mari qui avait des goûts seigneuriaux s'illusionnait sur son talent ; était-il toujours fort délicat, c'est ce que nous ne saurions affirmer. Toujours est-il qu'il était aussi dilettante que sa femme, qu'il faisait des scènes violentes et dramatiques, menaçait de se tuer, de la tuer aussi. W..., plus que personne était apte à faire la part du bluff, mais elle aussi se piquait au jeu, de telle sorte que par moments elle arrivait à prendre au sérieux les menaces de son mari. C'est au cours d'une de ces scènes qui terrorisaient les enfants qu'elle s'est enfuie et a tenté de se suicider.

Après une période de quelques jours, période déprimée et légèrement confuse, elle s'est fort bien remise. Elle est consciente de ses écarts, comme elle nous l'avoue fort bien dans une note qu'elle nous a transmise. Elle s'alarme de la vie et de l'éducation de ses enfants entre deux « loufoques de leur espèce ». Il fut convenu avec le mari que les enfants seraient confiés à la grand'mère et à une éducatrice ; la mère poursuivrait à Francfort son traitement psychanalytique, tandis que lui-même demeurerait à Paris pour y conquérir la gloire.

Voilà donc une femme qui s'est brûlé les ailes au jeu de la vie romancée poursuivi avec un partenaire tout aussi romanesque qu'elle et tout aussi peu pragmatique.

Bien des diagnostics psychiatriques pourraient être soulevés sans nous donner entière satisfaction. On ne peut dire en effet que W… soit une schizoïde ; elle n'a pas répudié la vie réelle, elle l'a stylisée à ses armes ; elle est fort consciente de la réalité et n'aurait pas laissé échapper une bonne occasion de récupérer d'un coup de dés ce que cette vie quelque peu nonchalante lui avait fait perdre.

On ne peut, comme nous le disions plus haut, prononcer le mot de psychasthénie ; ses idées de culpabilité, de jalousie, ont été comme un levain, un stimulant de la rêverie, elles lui ont permis de « se sentir vivre », ce qu'elle aime par-dessus tout ; elles n'ont rien de commun avec les affres du psychasthénique, dont les agitations ressemblent à celles d'un oiseau blessé, que le chat s'amuse à laisser voleter.

La dépression ? assurément cette étiquette peut être justifiée à certaines périodes de sa vie, de même l'excitation — ce n'est pas là un diagnostic véritable.

Renonçons donc à étiqueter W…, nous avons fait mieux, puisque nous l'avons comprise.

Le pronostic dépend des circonstances. Le traitement psychanalytique est rationnel. Sera-t-il tout puissant ? Qu'il nous soit permis d'en douter, pour la bonne raison qu'il n'apprend rien à la malade qu'elle ne sache déjà, ou dont elle ne soit à moitié consciente. Est-il nécessaire de mettre plus scrupuleusement les points sur les I ? C'est douteux. Le grand malheur de cette femme est d'avoir trouvé le mari trop semblable à elle, et auquel elle devait forcément se heurter. L'adversité, jusqu'à présent, ne l'a pas corrigée, car elle sait qu'elle peut compter sur sa famille, qui ne la laissera pas dans l'embarras et dans la misère. L'adversité est donc, en l'espèce, plutôt un thème symphonique et poétique, qui développe en elle des émotions plus esthétiques que sincères. On peut dire cependant qu'elle a pris le bon parti en décidant de ne pas rejoindre son mari avant la parfaite guérison.

Il est intéressant de noter que, tout artificiel qu'il est, ce personnage n'a aucune roideur, rien qui dans le langage familier sente « le cabotin », rien de grotesque ; il évolue avec un naturel parfait au milieu de la vie intérieure la plus folle. Il garde encore un pied dans la vie, à laquelle il n'a pas la sottise de demander plus qu'elle ne peut donner. Son romanesque n'a rien de romantique. Malgré ses épisodes tragiques, sa vie représenterait plutôt un agréable marivaudage.

Ce naturel, cette désinvolture exquise, s'opposent à la roideur d'un des personnages, également factice, que nous décrivions dans notre précédent volume sous le nom de décalés. Réellement décalé, disloqué par la férule paternelle, il a cherché à se recréer à la faveur de ses lectures, de son érudition mal digérée, faite de coupures d'Encyclopédies populaires ; son journal reflète le sot orgueil d'une vie intérieure qui sonne faux, un dilettantisme de

pacotille dont quelques citations peuvent donner
un aperçu.

...« J'attends une lettre de Mlle Berthe, je rêvais
d'elle cette nuit. Il n'y a encore qu'elle pour me
changer les idées. Que sais-je ? le charme, le naturel, la confiance qu'elle inspire, tout ce dont on
rêve est là dans ses yeux, qu'il ne faut regarder
qu'avec une âme pure. Si elle savait ce qu'ils disent,
mais être sûr d'elle ou le croire, cela fait deux, et
je n'ai jamais été pour la croyance, il me faut une
certitude ; alors tout ou à peu près n'est qu'illusion ou... mais puisqu'on désire quelque chose,
imaginons-nous que c'est arrivé, identifions le réel
à notre rêve. Oh ! tressaillir d'un frisson qui nous
donne l'énervement tant attendu, mais vrai et sain !

...Une lettre de Berthe m'attend sans doute.
Son image en moi ne s'est pas gravée. Elle ne re-
pose pas en moi. Quel dommage. Voilà qui met-
trait un terme à mon angoisse métaphysique...

...Quelle foi me faudra-t-il pour oser tous ces
gestes libérateurs qui me feraient vivre dans le
temps et dans l'espace ; alangui, je suis sans consistance, exposé à tous les vents, indiscipliné. Une
direction. Un intérêt positif, quelque chose qui me
plaise, et surtout l'abandon de cette sensation que
je n'ai ni le droit ni le pouvoir d'être heureux,
bien qu'en ayant le devoir. La vie sans la joie
est une dérision, une sinistre farce. Je n'ose pas
vivre simplement, sans arrière-pensée, et toujours
l'ennui me guette.

...Que dirai-je ? Toujours se voir différent, réa-
gissant de façon inattendue, singulière devant la

vie, sentir que l'amour qu'on porte se refroidit au contact de la grande énigme du monde, se savoir minuscule et misérable. Plein de dons pourtant, aussi apte qu'un autre, mais détourné par une vision effarante sur la vie vertigineuse et insondable, mettant ainsi l'interdit sur toute joie, toute expansion, vers un Tout inconnaissable, ne connaissant tout au plus que notre affreux et délicieux désir d'aimer, de chérir, d'adorer, de danser, de chanter, mais impuissant à réaliser ce qui est une explication de la vie ... »

Entre ces deux sujets figure la gamme des cas intermédiaires, dont les répliques sont loin d'être exceptionnelles dans la vie courante. Cette vie artificielle est dans certaines circonstances cultivée dans une intention esthétique, par des Balzac, par des Berlioz, pour le plus grand bien de leurs œuvres. Berlioz avait cultivé fort jeune cette disposition, par exemple il ne sut jamais bien au juste s'il était réellement amoureux d'Harriett Smithson. Ils cherchent souvent à leurs rêves un appui dans la réalité, aussi précaire qu'il puisse être, à la façon des sujets que nous avons étudiés dans un ouvrage antérieur.

On voit donc que ces dilettantes ne sont pas isolés dans l'espace. Ils sont proches parents de certains schizoïdes légers, fort imaginatifs ; comme eux ils sont des mythomanes de la vie intérieure ; plus discrets que les mythomanes vrais, plus réalistes que les schizoïdes, ces rêveurs étudiés au chapitre précédent, ils cherchent à trouver dans la réalité un support, aussi précaire soit-il, à leurs rêves intérieurs. Les rapports entre ce rêve intérieur et la réalité offrent toutes les valeurs possibles. Nous citerons le cas d'une jeune femme qui dérobe pour ainsi dire à la réalité certains thèmes, qu'elle développe à loisir dans sa vie intérieure. Un nom de pays, qu'elle ne connaît point, éveille en elle une résonance telle qu'elle le bâtit d'imagination et que, mise en présence de la réalité, elle éprouve une amère désillusion.

En fouillant dans leur vie, on retrouve dans l'enfance et plus tard, dans l'adolescence, des événements, des causes qui ont favorisé cette rumination intérieure. Chez W..., ce sont les idées de jalousie à l'égard de son frère, puis les idées de culpabilité qui ont suivi ; chez L..., ce fut la ruine de son psychisme sous la férule paternelle, puis le désir de redressement, le désir de renaître de ses ruines, qui lui a fait faire pour ainsi dire flèche de tout bois ; l'humilié s'est redressé et s'est défendu de son humilité par le narcissisme (1). Dans tous ces cas, à côté des dispositions individuelles, on retrouve, durant l'enfance, et surtout durant l'adolescence, ce que l'on pourrait appeler, dans le langage de la peinture, des « préparations » qui seules permettent d'expliquer et de justifier, dans une certaine mesure, la personnalité plus ou moins définitive du sujet. Voilà pourquoi nous nous plaisons à faire dans la mesure du possible l'histoire d'un psychisme, l'histoire d'un caractère ; un caractère est une résultante qui ne se comprend que par la connaissance de son évolution dans le temps.

(1) Admiration complaisante et systématique de soi-même.

LES MYTHOMANES

Est-il besoin de définir ce terme de *mythomane* qui, né au début du siècle, a connu d'emblée une telle fortune ? Son initiateur, le Pr Dupré, à qui nous devons presque tout ce que nous savons aujourd'hui de la pathologie de l'imagination et de l'émotivité, n'a pas cependant prétendu créer un syndrome de toutes pièces, puisqu'il donne pour épigraphe à son œuvre cette pensée de Pascal : « Quoique les personnes n'aient point d'intérêt à ce qu'elles disent, il ne faut pas conclure de là absolument qu'elles ne mentent point ; car il y a des gens qui mentent simplement pour mentir ». Il y joint l'exemple du Dorante de Corneille et, dans sa description des délires d'imagination, exagération monstrueuse de la mythomanie, il a suggestivement profilé le personnage classique de Don Quichotte. Je ne résiste point au désir de reproduire dans ses propres termes la description de Dupré qui campe dans son jour réel le ou les divers personnages du mythomane :

« Je propose, dit-il, ce néologisme pour désigner dans un vocable général de construction légitime et de sens clair, la tendance pathologique plus ou

moins volontaire et consciente au mensonge et à la
création de fables imaginaires... Ces créations
imaginaires s'extériorisent soit sous forme de récits oraux ou écrits, soit de simulation d'états organiques anormaux, qu'on peut considérer comme
des mensonges objectifs, des fables en action. »

Cette définition contient en germe toute l'histoire de la mythomanie, de la mythomanie de l'enfant, de la mythomanie de l'adulte, entre lesquelles
nous envisageons ici la mythomanie de l'adolescence. La mythomanie représente, si l'on peut dire,
le premier chapitre de la pathologie de l'imagination ; le mythomane est un grand imaginatif ;
or comme l'a bien montré Despine (de Marseille)
l'imagination est une précieuse auxiliaire, mais un
mauvais chef de file ; elle épouse les tendances du
sujet, servant sa vanité, sa duplicité ou ses perversions instinctives, d'où les variétés de mytho-
manies vaniteuses, malignes et perverses, décrites
par Dupré. On comprend qu'au cours de l'adolescence l'imagination se mette à la remorque de
l'efflorescence sentimentale qui la caractérise ; mais
il est à remarquer que le type mythomaniaque se
rencontre principalement chez ceux qui tiennent du
primitif par la simplicité de leur esprit ou par
leurs tendances malignes. Le bouillonnement senti
mental, les passions naissantes de l'adolescent sont
trop subtiles pour s'extérioriser par la mythomanie ; ceux qui sentent réellement et profondément
gardent leurs sentiments pour eux ou les révèlent
à qui de droit ; il en est de même de leurs perplexités ; ils les confient à un journal intime, mais

il est rare qu'ils les livrent à la curiosité étrangère,
à moins d'être eux-mêmes des primitifs.

Les conteurs de bonnes fortunes sont suspects
de mensonge ou d'une muflerie qui les ravale au
rang du primitif. Nous en dirons autant du pervers. Ce sont des gens qui n'ont pas de vie intérieure.
Cela est vrai également des enfants : il est rare
que les jeunes mythomanes aient une vie intérieure bien profonde et bien complexe. Parfois
cependant leur mythomanie représente une sorte
de transposition d'un affectif qui les torture et
qu'ils n'osent livrer. Mais ce n'est pas le cas le
plus général car la vie intérieure est, comme
l'a montré Janet, une acquisition secondaire de
la civilisation et, dans l'histoire de l'individu,
elle ne se développerait d'ordinaire qu'au cours
ou à la fin de la seconde enfance.

Mon ami Faure Beaulieu m'adressait, il y a quelques mois, une dame de soixante ans qui présentait
une crise de dépression dont elle se remit assez vite ;
les phénomènes dépressifs cédèrent rapidement,
mais bientôt je m'aperçus que j'avais à faire à une
mythomane et si je présente cette femme malgré
son âge, c'est que d'après les renseignements, que
j'ai pu recueillir, sa mythomanie daterait au moins
de son adolescence. Son visage, son allure, ses intonations donnent l'impression d'une distinction
native, qui n'est pas si rare qu'on pourrait le
supposer dans les milieux les plus modestes. C'était
la fille d'un petit commerçant du Nord. A l'entendre elle aurait, à l'âge de 16 ans, rétabli par son

travail la situation de sa famille et fait face aux frais occasionnés par la longue maladie de sa mère. Nous n'avons pu contrôler ces renseignements qui nous semblent de tous points suspects. A Paris elle travaillait chez un antiquaire assez en vue, dont la clientèle appartient aux milieux les plus aristocratiques de la France et de l'étranger. Ses fonctions y étaient assez modestes. Mais ce frottement flatta sa vanité ; à l'entendre elle aurait connu intimement les représentants des familles régnantes ; son patron, était, dit-elle, fort paresseux, il fallait donc qu'elle apprît les langues étrangères et parlât le langage de chacun : elle savait le russe, l'arabe, le japonais, le persan et pouvait ainsi traiter directement avec les grands de la terre. Du reste, pour reconstituer des meubles d'Orient, il fallait qu'elle lût les arabesques. Malheureusement au contact des réalités sa science s'effondrait : elle ne savait lire la moindre lettre arabe : elle ne se démonta pas pour si peu, déclarant qu'elle avait beaucoup oublié. Notre enquête n'a pu porter sur les autres langues qu'elle prétendait connaître, mais à maintes reprises elle prit le Pirée pour un homme. Le sanscrit par exemple était un idiome tchèque, etc. Elle dessinait, disait-elle, les meubles à faire restaurer. Or sa science du dessin était tout aussi déficitaire que sa connaissance des langues.

Elle avait épousé un ouvrier luthier, qui est un brave homme, un honnête travailleur, peut-être un peu fruste. Le ménage est parfait, mais son attitude à son égard est celle d'une Walkyrie tombée au lit d'un mortel. Il paraît que dans son ménage elle gaspille, fait des dettes que son mari liquide aussitôt. Du reste elle se montre sur ce point assez délirante. Elle raconte que ses amis veulent lui faire épouser un grand-duc de Russie, âgé de 28 ans. « Bien qu'elle en ait 35, dit-elle, elle ne veut pas accepter en raison du caractère autoritaire de son prétendant ».

Telle est cette mythomane, qui vit en imagination ce qui eût été le désir de sa vie : à un examen superficiel elle est assez grande dame, s'exprime avec aisance et correction, raconte avec brio les amours de certain monarque avec une danseuse, pour laquelle elle « montait ou plutôt avait monté de nombreux bijoux ». Elle a assez bien retenu ce qu'elle a entendu, le place en général assez heureusement pour faire illusion. Son savoir est ce que les Anglais appellent du « pick me up ». Il n'y a chez elle aucune méchanceté, rien que de la vanité et de la mégalomanie (idée de grandeur).

Le mythomane, remarquons-le, est dans la vie un brouillon et rarement un sujet fort distingué, malgré le brio, la virtuosité apparente de son improvisation ; il est souvent doué d'une assez bonne mémoire, mais ce qu'il débite, ce sont souvent des réminiscences de conversations, de lectures ; la note originale est rare et souvent misérable : il a du toupet, voilà tout. Je crois qu'on a été un peu loin de qualifier certains mythomanes de poètes. Ce que le poète apporte, ce sont des impressions, des émotions, mais il ne les extériorise pas de façon extemporanée : le poète digne de ce nom les a revécues ; « on ne peut écrire immédiatement sur une douleur à moins d'être un monstre », disait notre ami, le poète brésilien Bilac, dans une étude approfondie consacrée aux poètes de son pays, et notamment à leur tristesse. Le mythomane ne peut sentir profondément ; il réalise parfois un pastiche potable de l'émotion, mais lui-même il n'est pas un sensitif, quoi que l'on ait pu dire, et je défie quiconque de trouver un mythomane véritable parmi les poètes vraiment poètes.

Comme exemple de mythomanie maligne juvénile, nous pouvons citer le cas de Marie de Morett, âgée de 16 ans, qui simula de toutes pièces un attentat avec tentative de viol, lettres anonymes dont l'auteur présumé était le lieutenant de Roncière. Cet officier fut condamné à deux reprises, et le plus piquant, comme le rappelle Lévy Valensi dans l'intéressante étude qu'il lui consacre, c'est que plus tard de Roncière fut gracié par Odilon Barot, qui avait été l'avocat de l'accusation. On ne connaissait pas alors, et pour cause, la mythomanie. L'auteur rapporte cependant des erreurs grossières dans l'accusation et dans l'instruction, puisque le papier des lettres anonymes, de la lettre laissée par l'auteur de l'attentat, était le propre papier de l'accusatrice. Du reste cette affaire n'empêcha pas les deux héros de connaître les destinées les plus brillantes, l'officier dans l'administration coloniale, la jeune fille dans la diplomatie, comme femme d'un ministre plénipotentiaire.

On le voit, dans cette mythomanie maligne ou simplement vaniteuse, la naïveté montre toujours le bout de l'oreille par des maladresses, des contradictions et des invraisemblances. Dans les deux cas on est plus étonné encore de la naïveté des mystifiés que du brio du mystificateur.

Nous avons envisagé dans ces deux cas la mythomanie foncière, mais il existe encore chez l'adulte, et chez l'adolescent, qui est devenu souvent un grand enfant, une sorte de mythomanie épisodique, qui ne traduit qu'un écart passager de l'imagination ; elle ne doit pas être prise au tragique.

LES CARACTÈRES ENTIERS

AVERTISSEMENT

Il n'y a pas un, mais des caractères entiers. Cette dénomination s'applique, dans le langage courant, à des sujets peu ou point accessibles à l'influence étrangère, que cette influence soit affective ou intellectuelle. On peut avoir un caractère entier et être fort altruiste, mais plus souvent le caractère entier, fort confiant en lui-même, fort défiant des idées d'autrui, se double d'égoïsme et d'égocentrisme, c'est dans ces cas que l'on a pu parler de caractère, de constitution paranoïaque, souvent fort précoce et presque toujours immuable. Il faudrait ajouter, pour compléter cette notion de paranoïa, un certain degré d'esprit faux, qui raisonne faux, qui sort du sillon (étymologie de délirer), qui pense à côté, c'est-à-dire en désaccord avec les idées acquises sur certains points, tout en ayant des idées fort justes sur d'autres. On conçoit donc que ce caractère paranoïaque aboutisse par sa pente naturelle aux monomanies (Esquirol) ou délires partiels, dont les types les plus fréquents sont constitués par les idées de persécution, les idées de grandeur, les idées mystiques, les idées de jalousie (Moreau de Tours), etc. Nous ne revenons pas sur la délimitation de la paranoïa, sur la question de savoir jusqu'à quel point les tendances paranoïaques sont congénitales ou acquises ; nous nous sommes expliqués sur ce point dans un ouvrage précédent auquel nous renvoyons le lecteur. En tout cas ces dispositions sont très précoces, elles se transmettent en l'état de l'enfance à l'adolescence, de l'adolescence à l'âge adulte sans aucune modification, sinon leur exaspération progressive. La paranoïa ne rentre donc pas dans le cadre du présent ouvrage. Mais si tous les paranoïaques sont des caractères entiers, tous les caractères entiers ne sont pas des paranoïaques et, parmi ces derniers, nous retiendrons plus spécialement quelques types :

Certains jaloux non paranoïaques.

Les anorexiques mentaux.

Les esprits de contradiction.

LES JALOUSIES NON PARANOÏAQUES

Parmi les jalousies non paranoïaques, une des formes les plus curieuses est cette jalousie honteuse d'elle-même, qui affecte ce type notamment vers la période pubérale. Elle date en réalité de la première enfance mais laisse le plus souvent à sa suite comme un sillage constitué par un sentiment de doute de soi-même. Nous avons déjà décrit un cas de ce genre dans le chapitre des dilettantes de la vie.

C'est à Freud que revient le mérite de l'avoir signalée pour la première fois. Ce que l'on constate assez souvent chez le jeune enfant, surtout vers l'âge de 4 ou 5 ans, c'est un sentiment hostile à l'adresse du nouveau-né, dans lequel il craint un concurrent dans l'affection de ses parents. Il perdrait sa situation privilégiée d'enfant unique et cette crainte détermine parfois chez lui des réactions violentes, des attentats à la vie de l'intrus. D'autres fois, le désir de mort revêt une forme symbolique parfois déconcertante. Ce fut un passage de l'autobiographie de Gœthe qui attira sur ce point l'attention de Freud :

« C'était, dit Gœthe, à l'époque de la foire à la poterie ; on ne s'était pas borné à en pourvoir la maison, on avait offert à chaque enfant une minuscule batterie de cuisine.

Par un bel après-midi, alors que tout était calme, je me mis à projeter contre le treillage (qui donnait je crois sur la rue), mes terrines et mes pots, et, non satisfait de moi, je jetai un objet par la fenêtre, et fus charmé du bruit joyeux qu'il faisait en tombant. Témoins de ma joie et de mes applaudissements frénétiques, les von Ochsenstein (jeunes voisins) s'écrièrent : « Encore ! » Un pot suivit ; encouragé par leurs « encore », je fis subir le même sort à toute ma batterie, à toutes mes marmites, à toutes mes terrines, à tous mes cruchons qui allèrent l'un après l'autre s'abattre sur le sol. Mes voisins ne cessaient de m'encourager et leur joie redoublait la mienne. Mes réserves étaient épuisées, et toujours ils criaient « Encore ! » Je me précipitais à la cuisine, raflais toutes les assiettes en terre, dont la chute rendait des sons de plus en plus joyeux ; je courais de-ci de-là, happais l'une après l'autre les assiettes, dans l'ordre où elles se présentaient sur la planche, à la portée de ma main ; ils n'étaient pas encore satisfaits ; toute la vaisselle que je pouvais charrier s'abîma ainsi sur le pavé. Ce n'est que bien longtemps après que l'on m'arrêta et que je fus gourmandé. Le mal était fait, on ne se consola de cette hécatombe que par la narration de cette équipée, dont les facétieux promoteurs se firent des gorges chaudes jusqu'à la fin de leurs jours. »

Longtemps ce récit intrigua Freud ; ce n'était pas pour rien que cet épisode avait marqué dans le

souvenir de Gœthe ; il devait avoir un sens caché ;
il ne pouvait être absurde. Freud avait néanmoins
laissé tomber ce souvenir, jusqu'au jour où le hasard
le mit « en présence d'un jeune homme de 27 ans,
intelligent et cultivé, mais toujours dominé par un
conflit psychique qui avait influé sur toute son existence et avait entravé sa capacité de dilection ainsi
que son émancipation. Ce conflit remontait à une
époque très précoce de son enfance, on peut dire
à l'âge de 4 ans. Le sujet avait été dans sa prime
enfance débile et chétif ; cette période était dans
son souvenir le paradis sur terre ; il accaparait
alors intégralement la tendresse maternelle. Il avait
à peine 4 ans à la naissance d'un de ses frères, qui
vit encore ; ce contretemps fit de lui un enfant
entêté, désobéissant, contre lequel la mère eut à
chaque instant à sévir. Jamais il ne rentra dans
le droit chemin.

Au moment où j'entreprenais son traitement
psychanalytique, dans un sens tout différent (puisque la mère, fort bigote, répugnait à la psychanalyse), il avait depuis longtemps oublié la haine qu'il
nourrissait contre son frère, contre lequel il avait
même commis un attentat, lorsqu'il était encore
au berceau. Il manifestait beaucoup d'égards à son
cadet ; en revanche, il se montrait fort cruel envers
les animaux qu'il avait jusque-là aimés et choyés,
son chien de chasse, ses oiseaux ; c'était bien là un
écho de ses impulsions hostiles à l'adresse de son
frère.

Le malade raconta qu'au moment de l'attentat
contre ce cadet détesté, « il aurait fait main basse

sur toute la vaisselle de la maison de campagne et l'aurait jetée par la fenêtre ».

Voilà qui éclairait d'un jour singulier l'épisode de la vie de Gœthe, d'autant plus qu'à ce moment Gœthe venait d'avoir un frère cadet, envers lequel il se montra fort jaloux, ainsi qu'en témoignent certains documents réunis par Freud. L'auteur ajoute une remarque intéressante ; ces réactions de l'aîné ne se montrent que lorsque la différence d'âge atteint environ 3 ou 4 ans; plus tôt, la naissance du puîné ne marque pas dans l'esprit de l'aîné. Nous avons pu à diverses reprises vérifier la justesse de cette remarque ; une de nos malades nous avoue fort bien qu'à la naissance de sa plus jeune sœur elle avait déclaré qu'il fallait la jeter dans le lac. Dans un autre cas, celui que nous avons rapporté dans un autre ouvrage sous le nom d'Ursule, la jalousié, qui épargnait une sœur de deux ans plus jeune, s'exerçait contre une autre sœur, sa cadette de quatre ans. Rappelons que très jeune cette malade fut gourmandée de cette jalousie ; les admonestations des parents prenaient souvent la forme : « Oh la vilaine, oh la laide ! », de sorte que ses remords prirent la forme d'idée de laideur et qu'elle se plaisait à retrouver chez cette sœur toutes les grâces, toutes les aptitudes dont elle se croyait dépourvue.

Nous avons connu un certain nombre de cas du même genre, dans lesquels la malade, en l'espèce presque toujours des femmes, réagit suivant son équation personnelle. Nous avons même été appelé il y a quelques années par notre ami, le Dr Levi

Solal, auprès d'une jeune femme de 26 ans qui après son deuxième accouchement avait fait une tentative de suicide. Elle était, quand nous la vîmes, en pleine dépression mélancolique ; or voici l'histoire telle que nous avons pu la rétablir.

Il n'y avait chez elle aucune infection puerpérale, l'accouchement avait été normal ; ce n'était donc pas de ce côté qu'il fallait chercher. La malade, qui gardait encore une certaine lucidité, se reprochait d'avoir manqué à ses devoirs à l'égard de l'aînée de ses fillettes âgée de 4 ans 1/2. Voici à peu près ses paroles.

Elle avait une sœur, sa cadette de quatre ans, dont elle fut toujours très jalouse ; elle souffrit beaucoup de cette jalousie qu'elle dissimula de son mieux, mais dont elle se fit toujours d'amers reproches. Elle se maria et tout alla bien. Elle dut cependant, pour continuer son commerce, mettre sa fille aînée en nourrice. Elle la reprit peu de temps avant son second accouchement ; cette fillette, gâtée par sa nourrice, eut bien de la peine à s'habituer à sa mère, qui en fut fort chagrine. Elle s'était donc déjà considérée comme fautive à son égard ; or à cette première faute elle en joignait une seconde, qui consistait à replacer son enfant dans une situation dont elle avait elle-même tant souffert. Elle était donc, pour ces deux raisons, une fort mauvaise mère et ne pouvait sortir de cette impasse.

A côté de ces jalousies qui datent de l'enfance, de la prime enfance même, qui sont inconscientes

mais laissent un sillage de mésestime de soi-même, il
en est d'autres plus précises, qui datent en général
de l'adolescence, sont conscientes, mais peut-être
tout aussi honteuses d'elles-mêmes. La haine ou
plutôt la jalousie n'est pas cynique, comme celle
des paranoïaques, elle se condamne et rougit
d'elle-même. Elle s'exerce contre des sœurs aînées
ou cadettes plus jolies, plus fêtées, soit par leur
famille, soit par les étrangers ; ces jeunes filles ont
conscience de leur être supérieures au point de vue
éthique et intellectuel ; elles ont peut-être le caractère moins souple et moins superficiel. Il semble
qu'elles aient la notion d'une supériorité réelle,
méconnue de leur entourage. Leurs qualités à elles
ne seraient pas celles « qui font recette ». Peut-être
leur famille ne leur rend-elle pas justice.

Les réactions rappellent dans une certaine mesure celles de la démence précoce, de la schizoïdie ;
les malades se négligent, s'isolent, cherchent à
vivre d'une vie artificielle, comme certaines bou-
deuses de Borel ; elles diminuent les contacts avec
la réalité ; mais elles ne peuvent s'en détacher ;
le sentiment de jalousie persiste, mais beaucoup
moins foncier que celui de la paranoïaque avec laquelle on pourrait la confondre ; si ces traits rappellent la démence précoce, la conservation de
l'intelligence, la conservation des réactions affectives, souvent exagérées, permettent de faire le
diagnostic. Elles vont même plus loin que la boudeuse simple, elles font les mauvaises têtes. Cette
attitude peut s'expliquer de différentes façons.
Assurément le fond de leur caractère n'est pas

l'abnégation, elles font les mauvaises têtes pour qu'on ne les oublie pas ; elles font les mauvaises têtes pour attirer l'attention sur elles au détriment de la sœur plus adulée ou plus heureuse ; elles sont de plus heureuses de faire dériver sur autrui la responsabilité de la situation. Mais elles ne se donnent le change qu'imparfaitement, et leur attitude constitue dans une certaine mesure une fuite dans la maladie. Enfin comme dans le cas de Janine, la malade de Robin, elles cèlent jalousement une aventure antérieure, que les parents prendraient fort mal ; ce refoulement n'est pas sans leur peser ; elles se sentent coupables, et si l'on peut risquer cette comparaison, elles crient avant d'être battues ou plutôt avant d'être censurées pour leur faute réelle. Voilà de nombreuses raisons pour faire les mauvaises têtes et pour persévérer dans leur être ; au fond elles sont aigries et non pas réellement mauvaises et tout n'est pas faux dans l'incompréhension qu'elles reprochent à leurs parents.

J'ai eu l'occasion d'étudier assez longuement Gabrielle âgée de 18 ans, qui, comme la plupart de ces malades, a été considérée successivement comme une démente précoce, une paranoïaque, une cyclothymique. En réalité, aucun de ces trois diagnostics ne s'appliquait intégralement à cette fille intelligente, profondément morale et fort sensible aux marques d'intérêt qu'on lui témoignait. Elle comprend fort bien sa situation, se juge avec la plus grande lucidité, mais comme beaucoup de ces

malades, persiste d'autant plus dans son être que
la situation lui semble sans issue. Laissons-lui la
parole :

« J'ai toujours été séparée de mes parents, bien
plus que ma sœur. Ce qui m'a beaucoup chagrinée,
c'est la brouille qui existait entre mes parents. Je
les aimais beaucoup, surtout mon père, parce qu'il
est plus aimable, meilleur que ma mère. Eux ne
m'aimaient pas. Je l'ai toujours bien senti. Il n'y
avait que ma sœur pour eux ; ce n'est pas de la jalousie, mais une constatation de ma part. Elle a
toujours su bien mieux y faire et maman même
me disait dernièrement que je ne suis pas diplomate. Je suis bien contente malgré tout d'être
ainsi. Je ne cachais pas mes sentiments et dis sans
doute trop ma façon de penser. Mon père a dit de
moi que je suis froide et indifférente. Ce n'est pas
vrai. Je suis sensible à tout et bien des fois je me
renferme dans un mutisme, n'extériorisant pas mon
chagrin. En classe, je travaillais tantôt très bien,
avec acharnement, me fatiguant même trop, ou alors
ne faisant rien du tout, mauvaise élève dans toute
l'acception du mot. Ce qui ne me rendait pas excu-
sable, dit la directrice du lycée, je n'avais rien fait
pendant toute l'année du deuxième secondaire, et
à la fin au concours de fin d'année j'ai tout appris
en dix jours : allemand, histoire, algèbre, tout, et
j'ai été reçue assez brillamment, ce qui a étonné
mes professeurs. J'ai beaucoup de mémoire aussi.
Je suis partie de la pension où l'on m'avait mise (on
n'y avait pas mis ma sœur) ; maman a eu du chagrin,
alors je suis revenue, et j'ai bien travaillé pour la

dédommager. Je m'ennuyais beaucoup et ne jouais pas comme les autres. J'ai toujours aimé lire, non des romans stupides, mais de belles œuvres. Je suis douée pour la musique et même j'ai réussi à improviser pour plusieurs instruments, mais je n'ai pas eu de persévérance, ni de suite en rien. Je n'ai jamais été fixée sur ce que je voulais faire. Et puis des fois je m'interrogeais et me demandais s'il n'y avait pas une autre façon de vivre que celle habituelle et coutumière aux hommes. Quand mon père a quitté la maison, j'ai souffert. J'aurais bien voulu que ma mère le reprît, et j'ai écrit une lettre, mentant, disant que ma mère lui pardonnerait ; elle l'a découverte et l'a déchirée. Ma sœur a toujours aimé faire du théâtre et m'en a donné le goût. J'ai été indécise entre trois voies : théâtre, ou musique, ou professeur. J'ai été au cours pour la déclamation, abandonnant le lycée ; ma sœur m'y avait décidée. Je n'ai jamais eu deux sous de volonté. J'allais bien, mais elle me faisait des reproches, cherchant à m'abaisser, me faisant souffrir moralement. Je me sauvais de chez elle à 16 ans, et j'allais retrouver mon père en pleurant. Il a été très bon et m'a bien reçu. Un jour j'ai vu ma sœur et elle m'a dit que maman en était tombée malade, que c'était très mal d'avoir fait ça. J'y ai pensé toute la nuit suivante, j'avais la fièvre d'angoisse, et j'avais alors envie de me tuer. Le lendemain je suis partie de chez mon père, et je suis revenue à la maison. Elles recommencèrent la même chose peu après, et me donnaient l'impression que j'étais une étrangère. Ce ne sont pas des idées de ma part, mais la réalité. J'ai toujours été faible et portée à la neurasthénie. Je perdis le goût de tout. Je ne pensais pas au côté matériel de la vie, ni à me faire une situation, non par paresse, mais parce que je ne pensais pas aux réalités. J'étais toujours autre part que sur terre, comme on disait, et mon visage en avait l'expression, car ma sœur des fois se moquait, et me faisait des peurs pour me faire sortir de mes pensées. L'année dernière je suis tombée malade, dans une neurasthénie noire. Je ne m'habillais plus, ne me lavais plus pendant des semaines, et ne voulais plus sortir de ma chambre ; j'avais peur des gens et je souffrais horriblement. Je voulus alors me tuer : deux fois je coupais un tuyau de gaz et le recollais, par indécision, ce qui étonna maman ; ou je prenais des couteaux et restais couchée avec, me promettant de m'en servir, mais je n'avais la volonté de rien et tout cela dégénérait en idée fixe. Je disais des horreurs à mes parents et puis après je voulais m'en aller loin, je ne pouvais savoir où j'aurais pu aller, et pendant huit jours de suite je m'habillais et disais adieu à maman, mais je n'allais pas jusqu'au bas de l'escalier, je remettais au lendemain. J'aurais voulu aller mourir, me noyer, être anéantie. C'est à la suite de cela que l'on m'a mise en maison de santé au mois de mai l'année dernière. Je me croyais perdue, finie. Tout m'a vite passé et je puis dire que je goûtais comme jamais alors la joie de vivre. C'était comme une résurrection. Quand j'ai été sortie, j'en voulais à ma mère et ma sœur et je me sauvais, partais sans argent pour faire ma vie. J'ai eu beaucoup de

peines, mais je m'exhortais au courage. Je suis restée une nuit couchée dans un escalier sans avoir
mangé, au mois de janvier dernier, parce que je
n'avais plus d'argent. Le lendemain je suis allée
trouver mon oncle, qui m'en a donné. Je ne serais
pas rentrée pour un empire à la maison. J'ai trouvé
du travail, mais n'y suis pas restée huit jours.
J'allais d'hôtel en hôtel pour changer.

Un matin j'allai à la gare du Nord quand j'ai
eu soudain une intuition brusque que j'allais rencontrer maman, et ça a été si violent chez moi
que je priais mentalement pour le contraire. Je
ne suis pas dévote, d'abord je suis juive, mais dans
des moments j'ai peur et désire une protection.
Ce qui est formidable, c'est qu'en effet je la vois.
Elle me reconnaît, m'attrape, et puis se met à pleurer en me disant que j'étais une mauvaise fille ;
alors j'ai eu un remords atroce, et lui ai demandé
pardon, je l'embrassais fort et rentrais avec elle ;
le soir, ma sœur allait chercher mes affaires dans
l'hôtel où j'étais. Je restais avec elles de nouveau.
Et puis l'envie me reprit de repartir. Maman voyant
cela m'a proposé d'aller dans une pension de famille.
Elle m'y installa. J'y restais peu de temps ; je voulus que ma famille ne sût pas où j'étais. C'était
à Saint-Mandé. Je partis pour Auteuil. Mais la pa-
tronne que maman avait prévenue me suivit, et
alors je fus prise de remords et revins à la pension
le lendemain. Je ne savais à quel saint me vouer, je
me dis que ce n'était pas mon devoir d'être là, que
je laissais ma mère seule ; alors j'arrive un jour chez
elle avec ma valise, disant que j'en avais assez.

Ma sœur s'exaspérait et me rebutait toujours. Je
ne pouvais plus la voir. J'allais encore repartir,
quand maman m'a remmenée ici, pour être tranquille. Ici je me dis que je n'étais bonne qu'à donner
du tracas, que je souffrais et que personne ne m'aimait, peut-être par ma faute, et je pense de nouveau
à me tuer, ce qui est horrible, car malgré tout on ne
quitte pas la vie aisément. Je pensais à me pendre,
mais j'hésitais toujours et craignais de me rater ;
des fois la rage me prenait contre elles, et je me
disais que pendant que j'y étais je n'avais qu'à
finir mal, je dis à tous que je ferais le trottoir, mais
je savais bien dans le fond que je ne pourrais pas.
J'ai toujours eu la crainte, même une appréhension
nerveuse de l'amour ; pourtant je suis très amoureuse, sensuelle. Je peux dire que c'est là tout mon
idéal, et j'ai l'impression d'attendre ; jusqu'ici je
n'ai pas aimé vraiment. J'ai cru à un moment.
C'était avec un jeune homme que j'ai connu à Paris,
artiste. Il me faisait beaucoup la cour, il était char-
mant, mais je ne voulais jamais aller avec. Un moment je me dis que je l'aimais, j'avais de la passion,
que je serais sa maîtresse, car la fois d'avant il
s'était mis en colère, me disant que je ne l'aimais
pas, qu'il ne me comprenait pas. Je lui donnais un
rendez-vous et lui communiquais ma décision. Il
parut bien content ; je montais chez lui, mais j'étais
toute tremblante ; il me rassurait et m'embrassait,
me disait que c'était naturel. Une fois dans la chambre, quand il s'est approché de moi, je suis devenue
comme enragée. Je lui criais que je ne voulais pas,
que c'était un monstre ; il s'énervait et devenait

brutal. Je l'ai griffé, battu et je suis descendue à toute vitesse, le laissant stupéfait et furieux. Je ne l'ai plus revu. Je ne sais pas si je l'aimais. Ma nature sensuelle m'avait peut-être trompée, et c'était le besoin d'aimer plutôt que l'attrait. Peu me plaisent. Il faut que je les estime beaucoup, qu'ils aient de la valeur à mes yeux, d'où peut-être je suis attirée par les hommes plus âgés.

Ce qui me fait, c'est l'indécision continuelle chez moi, le mal qu'il me faut pour accomplir un acte, prendre un parti, et puis la variabilité en tout et pour tout chez moi, qui est poussée à un haut degré. J'en veux à mort à mes parents ; d'autres fois je m'accuse moi-même, les plaignant. Pour l'avenir je ne sais, j'hésite entre bien des genres de vie différents : ou mariée, ou théâtre, ou retirée du monde, ou noceuse... »

Nous croyons que sur bien des points Gabrielle est dans le vrai. Sa sœur est beaucoup plus jolie qu'elle, dont le visage est déparé par la saillie et l'écartement des incisives supérieures ; sa sœur a aussi un caractère plus diplomate, mais surtout plus heureux et plus accommodant ; la vie a montré du reste qu'elle avait « moins de préjugés » que Gabrielle qui, malgré un tempérament fort érotique, a toujours su résister aux tentations.

Le récit ci-dessus témoigne d'un certain dissentiment entre Gabrielle et sa mère ; Gabrielle attribue au caractère difficile et ombrageux de sa mère la légèreté de son père qui a amené le divorce. Elle souffrit très profondément de leur séparation, surtout du jour où le remariage de son père lui enleva tout espoir de reconstitution du foyer. Très attachée malgré tout à l'un et à l'autre, elle a reproché à sa sœur son indifférence relative de la situation. Elle a de plus une certaine pudeur de ses sentiments ; le refoulement lui est pénible et ses crises d'excitation semblent marquer une détente.

Cependant sa jalousie, sa haine à l'égard de sa mère ne sont pas sans appel, comme le prouve le récit ; combien de fois s'est-elle laissé émouvoir par sa mère, combien de fois a-t-elle eu des remords ? et en ce qui touche sa sœur, on sent à certains moments que sa jalousie n'a rien d'implacable ; j'ai eu l'occasion de constater chez Gabrielle, au moment de la naissance de son neveu, des attentions fort touchantes et fort délicates.

Elle était devenue réellement cyclothymique (1), comme nous le laissions entendre, avec alternative d'excitation et de dépression ; excitation avec turbulence, propos grivois, souvent assez spirituels, épigrammes fort justes et fort bien tournées, mouvements de gaminerie. Assurément elle n'avait pas d'esprit de suite, travaillait pendant des semaines avec ardeur, puis se décourageait aussitôt. Elle avait toujours peur de quitter la maison de santé, dont elle s'accommodait fort bien, pour retrouver à son foyer les causes qui la meurtrissaient ; elle ne demandait qu'à se stabiliser de la sorte. Plusieurs fois, au cours de nos conversations, elle me déclara qu'auparavant, quelques années plus tôt, on aurait pu faire quelque chose, mais qu'à présent son jeu

(1) Voir chapitre « les lunatiques ».

était fait. Elle se montrait très reconnaissante de la moindre attention et s'était attachée à certaines malades de la maison de santé. Comme certains schizoïdes, elle aurait guéri si la vie avait pu lui sourire.

Voici une autre observation, de Borel et Robin, dans laquelle l'attitude hostile et boudeuse à l'égard de la famille se manifeste par des réactions plus violentes et plus proches de la démence précoce, malgré la conservation de l'intelligence, de l'affectivité. Ici, au malentendu avec les parents créé par la jalousie à l'égard de sa sœur, se joignait une souffrance refoulée et un sentiment d'indignité en rapport avec une aventure amoureuse dont ses parents n'eurent point connaissance :

« Janine est une jeune fille âgée de 32 ans. Dès l'enfance son caractère irascible l'empêchait de sympathiser avec les enfants de son âge. Elle était triste et solitaire et ses parents la voyaient souvent plongée dans de longues rêveries. On l'avait surnommée « la Princesse ».

Très intelligente, très travailleuse, elle passa avec succès le brevet supérieur. Elle joue, paraît-il, merveilleusement du piano.

Vers l'âge de 10 ans, elle commença à se montrer jalouse de sa sœur, qui est plus jeune et plus jolie qu'elle, et se détacha peu à peu de ses frères et de ses parents. Elle ne leur disait pas bonsoir, ne les embrassait pas, mais c'est surtout depuis deux ans que les choses ont pris des proportions vraiment troublantes et inquiétantes pour son entourage.

Elle refuse d'accompagner ses parents à la promenade, ou bien si elle est obligée de sortir avec eux, marche à l'écart. A table, elle mange à la hâte, l'air hostile, n'ouvrant la bouche que pour injurier les uns ou les autres, disant « ta gueule » à sa mère, frappant sa sœur, lui arrachant les cheveux, à tel point que celle-ci a dû quitter le toit paternel pour se réfugier ailleurs. Elle déteste ses frères, à l'exception de l'aîné, qui est capitaine d'artillerie, ce qui flatte son amour-propre. Le père n'a jamais voulu laisser sa femme seule avec sa fille. Il craint un malheur. Du reste, loin qu'il soit lui-même épargné, elle lui ferme brusquement à son nez la porte de sa chambre pour qu'il ne puisse pas voir ce qui s'y passe. Si elle fait de la musique, et qu'il vienne à rentrer, aussitôt de fermer violemment le piano. Elle traite son père de gâteux, déclare qu'elle est dégoûtée de vivre avec des vieux, et qu'elle l'empoisonnera un jour ou le tuera à coups de revolver.

Elle entre, sans raisons apparentes, dans de violentes colères, au cours desquelles elle brise la vaisselle et le mobilier. Bien qu'elle ait refusé, il y a un an, le parti qu'on lui proposait, elle vocifère que sa famille est liguée contre elle, qu'elle ne veut pas la marier. Elle prétend que c'est idiot de travailler, et reste toute la journée à rêver dans sa chambre, qu'elle ne nettoie ni ne balaie jamais : « un vrai chenil », nous a dit son père. Négligeant sa mise qui est mal ajustée, elle passe au contraire la plus grande partie de son temps à s'enduire le corps et le visage de pommades, de fards et de poudres. Il paraît qu'elle fait une consommation considérable de brosses à dents.

Elle n'accepte pas notre présence sans rechigner. Elle a des mouvements d'humeur, s'assied brusquement, refuse de regarder en face, tourne le dos, se cache la tête dans les mains, s'oppose à tous les mouvements qu'on lui demande, se montre hostile avec tout le monde, et si on insiste pour lui faire faire un acte, se lève brusquement en proie à la plus vive colère et sujette à des réactions vives.

Ses cheveux en désordre lui cachent les yeux et la moitié du visage. Elle a dans les mains des mouvements nerveux d'agacement et passe son temps, quand on l'interroge, à rajuster sa chevelure avec des épingles.

Par intervalles, elle pleure, le visage contracté, les mains pressées l'une contre l'autre. Elle semble gênée, intimidée, malgré ses airs hostiles. Son esprit est concentré sur une idée ou sur un ensemble d'idées qu'elle ne veut ou ne peut nous livrer, et une grande activité psychique sous-jacente se laisse aisément deviner chez elle.

Elle s'irrite, trépigne sur place quand on insiste pour l'interroger : « Laissez-moi m'en aller, dit-elle. Non, je ne déteste pas ma famille. Mais elle ne s'occupait pas de moi, elle n'a rien fait pour me marier. J'aurais dû faire ma vie. Maintenant tout m'est indifférent, tout m'est égal, je ne tiens plus à rien. »

Tout de même, de temps à autre nous avons pu obtenir quelques aveux, qu'elle l'ait voulu ou non, dans le genre de ceux-ci : « Non, je ne suis pas

heureuse. Mais qu'on me laisse. Tout m'indiffère.
Qu'on me laisse aller chez moi, je m'arrangerai,
je travaillerai. Avant je n'osais pas par timidité.
Je ne mène pas une vie normale.

« On préfère ma sœur. Ça a toujours existé, ça
m'est égal, je n'en veux pas à mes parents. On
m'accuse de détester ma famille. Ce n'est pas
parce que je suis renfermée que je ne l'aime pas.
Mais mes parents ont toujours eu du parti-pris.
Je ne suis pas méchante. J'en ai peut-être l'air,
mais je ne le suis pas.

« On n'a jamais rien fait pour me marier. C'est
la cause de ma mauvaise humeur. J'ai eu une
désillusion... j'espérais...

« Vous pouvez me garder cent ans, vous ne sau-
rez rien parce qu'il n'y a rien. J'ai cru que ma vie
était finie. Je ne me rendais plus compte de ce
que je faisais. Je me suis laissée enfoncer. »

Mais un jour, mise en confiance, elle a fini par
nous dire qu'elle avait connu, avant la guerre,
un jeune ingénieur, ami de sa famille, avec qui elle
pensait se marier. Toujours est-il qu'elle ne confia
pas ses sentiments à ses parents qui sont toujours
restés dans l'ignorance de cette aventure sentimentale. Elle devint la maîtresse de ce jeune
homme peu de temps avant la guerre, le revit pendant les hostilités quand il venait en permission.
Leurs relations continuèrent jusqu'en 1919, date
à laquelle elles prirent fin, sans que Janine sache
pourquoi, sans qu'elle ait essayé malgré son chagrin de revoir son amant et lui ait écrit. Il s'est marié
depuis.

Profondément affectée, elle se laissa peu à peu aller au découragement, refusa de sortir, se négligea, devint haineuse à l'égard de sa famille, à laquelle elle reprochait de n'avoir rien fait pour la marier, donnant un caractère morbide à ses tendances naturelles à l'isolement, la concentration, la rêverie, la jalousie vis-à-vis de sa sœur. Persuadée que le malentendu vague, mal formulé, qui l'avait toujours tenue à quelque distance de ses parents, ne ferait que s'accroître si elle avouait son chagrin, puisque la malade nous dit que sa famille « ne la comprenait pas, ne l'avait jamais comprise », elle semble l'avoir mêlée au malheur qui l'a accablée, l'en avoir tenue responsable, pour des raisons qui peuvent être tenues pour peu valables pour la logique formelle, mais qui dans le psychisme profond de la malade paraissent soumises à une logique affective singulièrement serrée, si l'on en juge d'après son attitude.

En raison des caractères de haine familiale dominant dans ce tableau, on aurait lieu de penser qu'on a affaire à une perverse. Or, si Janine n'a jamais été une enfant caressante, affectueuse, elle n'a jamais présenté ni perversions, ni amoralité. Il n'existe aucune atrophie de sentiments altruistes et du sentiment de la dignité individuelle. Si Janine a eu avec les siens des dissentiments sur la genèse desquels il est difficile de faire la lumière, il ne s'ensuit pas qu'elle ait l'indifférence qui caractérise le pervers. Au contraire, elle souffre d'une surcharge affective. C'est et ce fut toujours une émotive.

En réalité ce qu'il faut surtout rappeler, c'est que Janine fut dès l'enfance sombre, triste, renfermée, un peu ombrageuse (« La Princesse »), mais surtout aimant la rêverie, la solitude, et manifestant une tendance nette à fuir la réalité. Son amour, la séparation d'avec son amant, que lui imposa la guerre, firent qu'elle s'enferma avec son secret, et par une sorte de claustration développa les tendances qu'elle avait de ne se livrer à personne, surtout à sa famille, qui à son avis ne pouvait la comprendre. La rupture, en 1919, accrut la perte de contact avec le monde extérieur, et développa chez Janine des dispositions à vivre d'une pensée incommunicable, habitée par une affectivité profondément perturbée. Son attitude hostile est fortifiée par la conviction où elle se trouve que ses parents n'ont rien fait pour la marier, qu'ils lui préféraient sa sœur. Janine voulait s'isoler. Ses parents essayaient de lui faire reprendre une vie normale. L'inactivité, les bizarreries, les tendances impulsives, s'expliquent par ce fait que Janine a rompu volontairement les ponts avec l'ambiance. « Ma vie est finie », dit-elle. Il n'y a plus rien à faire, qu'on la laisse tranquille, libre d'elle-même, et elle ne cherche qu'à s'enfermer plus étroitement dans sa solitude.

L'indifférence ? Comme il faut rester sceptique ! Certes, en rompant tout lien avec le monde extérieur, Janine a pris en quelque sorte le parti de l'indifférence. Mais elle n'y est pas parvenue. Elle pleure, s'attriste, vibre quand on évoque celui qu'elle aimait. Elle frémit de rancune et de haine quand on parle de sa famille. Elle lui en veut de ne l'avoir pas mariée, d'avoir eu des idées étroites, « bourgeoises ». Affectivité pathologiquement troublée, certes, détournée de son cours normal, mais pas de déficit dans cet ordre de choses. La qualité est sans doute altérée, mais non la quantité. »

Nous nous associons aux commentaires de Robin qui nous paraissent tout à fait légitimes et conformes à ce que nous venons de développer dans les pages précédentes. Là encore on doit éliminer la démence précoce.

C'est encore cette même affection que nous devons écarter chez une malade présentée par Dupouy et Chatagnon sous l'étiquette de délire malicieux. Ses réactions étaient beaucoup plus violentes encore que celles des malades précédentes ; elle casse tout ce qui lui tombe sous la main, tourmente les autres malades, gâte volontairement et se barbouille de ses matières. Elle a conscience de ses actes, mais, dit-elle, elle ne peut pas promettre de ne pas recommencer.

Or, jusqu'à 15 ans elle était parfaitement normale, intelligente et studieuse. C'est à ce moment qu'elle prend ombrage de sa sœur, devient fantasque, oisive, qu'elle perd toute coquetterie et toute pudeur. Elle refuse de faire sa toilette, de changer de linge, ou même de se laisser habiller.

Voilà un singulier état qui contraste avec la conservation de l'intelligence et de la lucidité. Comme dans les cas précédents la paranoïa peut être éliminée, ainsi que la démence précoce. Ce sont des cas qui demeurent tout à fait étrangers aux rubriques actuelles et dont le déterminisme psychogénétique serait de nature à éclaircir bien des points demeurés encore obscurs.

Le facteur commun de ces trois observations est donc la jalousie à l'égard d'une sœur plus belle et plus adulée et probablement aussi plus facile à vivre. Mais est-ce à proprement parler un sentiment de jalousie ? Là encore c'est plutôt, comme nous le disions, un sentiment d'injustice ; car, les dons gratuits mis à part, ladite jalouse sent qu'à tout autre point de vue elle vaut autant sinon plus que sa sœur plus choyée qu'elle. La famille ne la fait pas souffrir, ne cherche pas à l'opprimer, mais elle l'oublie. Chaque jour apporte donc à ce sentiment d'injustice un aliment nouveau. Que l'on consulte les observations de ce genre, ce sont toujours, ou pour ainsi dire toujours, les avantages physiques qui sont en cause ; jamais, ou presque jamais, il ne s'agira d'une supériorité intellectuelle, d'un talent. C'est au désavantage physique que l'on se résigne le moins facilement.

Cette sensibilisation est souvent longue ; il faut noter, dans la plupart des observations, que les troubles ne surviennent en général que vers l'âge de 15 ou 16 ans ou même plus tard ; parfois, comme chez Janine, à la suite d'un avatar d'ordre sentimental qu'elle gardait secret ; l'isolement, la négligence de soi-même représentent un acte d'abdication, qui a de plus l'avantage d'attirer sur soi la sollicitude familiale ; que ce soit sous la forme d'une admonestation, d'une semonce, au fond tout est bon, tout vaut mieux que l'indifférence. C'est là une prérogative à laquelle la malade renoncera difficilement, surtout qu'il s'y joint le malin plaisir de châtier l'entourage de l'indifférence passée. Assurément nous ne croyons pas que cette conduite soit machiavéliquement calculée ; sur ce point nous nous rangeons plutôt du côté de Robin que du côté de Borel.

Il est étonnant, dira-t-on, de voir des moyens si grossiers entre les mains de filles intelligentes, et demeurées intactes au point de vue intellectuel. Je crois qu'il se passe en ce cas ce que Pierre Janet et Arnaud ont bien mis en évidence dans les délires psychasthéniques, le premier en particulier, dans le premier volume de son ouvrage de *l'Angoisse à l'Extase*. Ces sentiments d'injustice sont pénibles, à la façon d'une obsession ; ils déclanchent en sourdine des sentiments de primitif, pourrait-on dire, que le sujet réprouve, contre lesquels il s'épuise à lutter pour conserver son équilibre. Or, cette tension psychique ne peut se maintenir sans défaillance ; chez Madeleine, qui sert de thème à l'ouvrage de Janet, cette défaillance se traduit soit par des idées de damnation ou au contraire d'union divine, avec croyance irraisonnée comme celle des délirants, croyance « asséritive » comme celle du primitif ; cette chute de la tension psychique détermine chez nos malades le retour plus ou moins épisodique à l'état du primitif, qui lui permet d'exprimer tout ce qu'elle ressent et d'adopter une conduite peu en harmonie avec son intelligence et son affectivité. Loin d'être absente, leur affectivité est exagérée, mais, pourrait-on dire, elle est accaparée, polarisée dans le sens de leurs souffrances. On s'explique ainsi le déterminisme de ces réactions paradoxales et aussi cette déclaration des malades qui, reconnaissant l'absurdité et l'odieux de leur conduite, disent qu'elles ne peuvent faire autrement. Il n'y a pas là chantage, comme le croient certains auteurs, mais l'expression quelque peu paradoxale de la vérité la plus sincère.

Les reproches à l'adresse de l'entourage, comme nous le disions plus haut, sont bien dans le caractère humain ; lorsqu'on se sent soi-même en faute, comme Janine, comme Emma, une autre malade de Robin, dont nous n'avons pas rapporté ici l'observation, on trouve un soulagement à pouvoir incriminer autrui.

Une question se pose encore. Une telle malade n'a-t-elle pas en elle quelque tare ? Voilà qui est fort difficile à dire. On peut retrouver chez elle une hérédité chargée ; il est possible que cette condition diminue la résistance de l'organisme psychique, la maîtrise de soi-même. Toutefois, de tels conflits mettent le sujet à une bien rude épreuve. Dans les trois cas envisagés, il ne semblait pas en être ainsi ; l'état antérieur semblait plus que satisfaisant ; Janine avait toujours été un peu hautaine, on l'appelait la « Princesse » ; ce trait ne suffit pas à constituer une tare et peut-être avait-elle déjà éprouvé l'injustice inconsciente de sa famille sans nourrir à son égard de sentiments hostiles.

Ce chapitre n'a pas la prétention d'épuiser l'étude des nombreux types de jalousie non paranoïaques, il se borne à en signaler et à en décrire quelques variétés particulièrement fréquentes et intéressantes.

UNE FORME PARTICULIÈRE DE CARACTÈRE ENTIER

Parmi les caractères entiers nous ne pouvons passer sous silence un type qui a été fort bien décrit par Laforgue chez la femme et dont les répliques sont assez fréquentes. Il compare ces femmes à la poule faisane de Chantecler, qui abdique sa féminité pour devenir systématiquement une ennemie de l'homme, non pas en le concurrençant dans sa carrière, ce qui peut être fort légitime, mais en l'humiliant. Ce sont d'éternelles mécontentes uniquement préoccupées d'exercer une vengeance. Dès leur adolescence elles affectent déjà cette attitude, non pas franchement, à la façon d'une suffragette anglaise, mais par une guerre sournoise, une guerre d'escarmouches, adoptant toujours le rôle de martyr.

Ce qui domine chez elle, c'est cette tendance autoritaire : qu'il s'agisse d'un mariage, d'une liaison, elles se plaisent à humilier le mari, le contrecarrant sournoisement dans toutes ses initiatives professionnelles ou autres. Il faut qu'il soit un jouet entre leurs mains. De même si elles ont un fils, elles l'élèvent comme un instrument, en critiquant, en raillant systématiquement le père, dont elles cherchent à détacher l'enfant. Le cas rentre bien dans notre programme, puisque ces femmes peuvent se marier encore adolescentes, et ne tardent alors pas à se montrer ce qu'elles sont. Du reste tout doit plier et céder devant elles : font-elles du bien à quelqu'un, c'est pour « le tenir » ; ont-elles des amies, c'est comme pour la femme du *Secret* de Bernstein, pour connaître les secrets de leur ménage et avoir en main toutes les ficelles, afin de les brouiller à sa guise. Avec ce caractère, elles ne peuvent être heureuses, aussi n'admettent-elles pas que d'autres le puissent être. Sont-elles ignorantes, elles ne peuvent admettre la culture chez les autres. Et dans leurs initiatives elles agissent souvent contre les intérêts des leurs, et même contre leurs intérêts propres. Elles sont jalouses de leurs frères et sœurs, elles seraient jalouses de quiconque serait sympathique à une personne qu'elles se diraient aimer, naturellement sur le mode le plus captatif.

Il en est d'intelligentes ; il est aussi des esprits médiocres, qui veulent imposer à tout et à tous leur propre mesure, elles ont toutes la ruse et la ténacité du primitif et de l'animal. Il y a en elles en effet quelque chose de primitif dans leur cynisme, dans leur absence de scrupules, elles ont souvent des perversions instinctives, surtout dans la sphère érotique. Elles se rapprocheraient des sujets que Borel et Codet ont décrits sous le nom d'arriérés affectifs. Elles ont gardé cette affectivité que le jeune enfant apporte à ses jouets ; le monde est une chose sur laquelle elles revendiquent une maîtrise absolue, c'est-à-dire la faculté de pouvoir le briser et le détruire à leur guise ; ce type de femme comporte donc une composante sadique.

Laforgue, poussant plus loin l'analyse de ces caractères par la psychanalyse, prétend qu'elles sont guérissables, car leur attitude ne serait pas une attitude primitive. « Ces femmes sont des révoltées qui s'acharnent contre leur féminité... Très souvent vous trouvez à la base de ces réactions la rancune d'une petite fillette qui, ayant trop aimé son père et s'étant sentie dédaignée, a tout fait pour se défendre de cet amour et se venger de ce dédain. Autrement dit, derrière cette cuirasse contre laquelle vous vous heurtez, il y a autre chose. Il y a un cœur qui a parfois besoin d'une atmosphère spéciale pour s'affirmer. »

Nous croyons à la possibilité de la jalousie primitive, surtout que dans plusieurs de nos observations il y avait un jeune frère puîné de 3 ou 5 ans, qui avait accaparé l'attention de la famille. Le père était parfois ambivalent, la fille l'admirant ainsi que toute sa famille (famille du même sang, mais point par alliance), c'est-à-dire orgueil dynastique. Elles auraient voulu que tout se réglât à sa ressemblance. Elles auraient éprouvé de grandes déceptions, disant à qui voulait l'entendre qu'elles ne comptaient pas dans la famille, que seuls les frères comptaient. Y a-t-il jalousie pure, ou un type particulier de jalousie, ou au contraire y a-t-il derrière ces attitudes un cœur, comme le dit Laforgue, c'est ce que nous n'avons pu déterminer nous-même. Nous n'avons pu pousser assez loin l'analyse, pour la bonne raison que nous n'avions été consulté que pour la médecine générale et que ce caractère, dont souffrait leur entourage, n'apparaissait que comme une triste fatalité. Nous sommes donc sur ce point beaucoup moins avancé que notre ami Laforgue. Nous sommes loin toutefois de rejeter ses conclusions, car il a décrit un type réellement existant, que nul n'avait décrit avant lui.

ESPRIT DE CONTRADICTION

L'esprit de contradiction est à rapprocher du caractère entier, mais pas dans tous les cas, ainsi que l'a montré encore tout récemment P. Chavigny dans son intéressante monographie. Bien des esprits de contradiction, esprits systématiques de contradiction, sont au fond des faibles, qui prennent les arguments des autres en les retournant ; comme l'a fort bien dit cet auteur, à plusieurs jours de distance il est très facile de les mettre en contradiction avec eux-mêmes, et lorsqu'on s'amuse à leur donner la parole en premier, ils se montrent fort petits garçons. Assurément les caractères entiers et les paranoïaques comptent parmi eux nombre d'esprits de contradiction, qui ne sont pas toujours des débiles et des stériles, bien que cette disposition soit par excellence stérilisante.

On peut dire que l'esprit de contradiction est assez proche parent de l'esprit autoritaire, dont la faiblesse fréquente a bien été mise en lumière par Pierre Janet. Il est bien des autoritaires qui ne tiennent à leurs idées que parce qu'ils n'en ont pas de rechange et qu'ils sont incapables de toute dialectique.

Chez l'adolescent, puisque c'est de lui qu'il s'agit dans cet ouvrage, l'esprit de contradiction existe assez fréquemment, mais heureusement de façon passagère et, à y regarder de près, c'est plutôt un esprit frondeur, c'est le premier enivrement du jeune homme, une confiance exagérée dans les forces nouvelles qu'il sent en lui : les demi-teintes, les demi-mesures ne sont pas encore son fait ; il a les audaces de l'inexpérience : ce sont des audaces de timides, car souvent ces excès de hardiesse alternent avec des excès de timidité. Chavigny insiste à juste titre sur le rôle des conversations familiales, des dénigrements systématiques que le jeune homme peut avoir entendus à son foyer ; mais il y a plus : assurément cet esprit représente parfois une réaction contre les éloges exagérés du passé, la méfiance exagérée du présent, qui résonnent continuellement à ses oreilles. Bien des parents manquent totalement d'éclectisme par négligence de comprendre le temps dans lequel ils vivent : l'esprit de contradiction joue un grand rôle dans certaines mentalités juvéniles ; à père avare, fils prodigue, dit-on, et sur bien des points nous prenons le contrepied systématique des tendances familiales qui nous ont fait souffrir ou qui nous ont choqués.

Le plus souvent du reste, cet esprit de contradiction n'est qu'une mousse passagère, susceptible de se décanter spontanément. Il est pourtant des cas dans lesquels cet esprit persiste : c'est celui de parents qui ne s'imposaient que par leur autoritarisme ; les enfants n'avaient pas encore percé à jour leur réelle infériorité. Mais du jour où l'enfant a jugé ses parents, la statue montre ses pieds d'argile, l'autorité paternelle est ruinée et la contradiction devient systématique, sans que le jeune homme soit forcément nanti d'un caractère entier.

Chavigny rapproche de l'esprit de contradiction l'esprit taquin. Nous ne partageons son avis que pour le taquin cruel, chez qui la taquinerie est un véritable sadisme : c'est ce que l'on appelle dans le public la taquinerie méchante, mais bien des taquineries ne répondent qu'à un tour d'esprit légèrement sarcastique et nullement méchant ; la taquinerie s'arrête d'elle-même dès qu'elle se sent prise au sérieux ; elle ne dépasse pas l'aimable espièglerie et s'en voudrait de causer la moindre souffrance. Elle est, suivant l'esprit de ses auteurs, suivant qu'elle appuie ou qu'elle glisse, lourde ou charmante.

De par sa définition elle ne participe pas à l'esprit de contradiction, en raison de son caractère exclusivement ludique ; il convient de ne pas la prendre au sérieux plus que son auteur ; et parfois n'est-elle pas utile pour cacher sous des dehors plaisants quelques critiques fort pertinentes ? Mais je suis sûr que ce ne sont pas ces types de taquins que visait le Pr Chavigny.

ANOREXIE MENTALE

Si l'anorexie mentale peut se présenter à l'état épisodique chez des sujets assez différents les uns des autres, elle ne saurait persister avec toutes ses conséquences que chez des sujets nantis d'un caractère entier.

Le terme d'anorexie mentale signifie, on le sait, manque d'appétit lié à une cause d'ordre mental ; il élimine les cas très fréquents où le tube digestif et le psychisme jouent également leur rôle : or chez la plupart des malades que nous avons observés l'exploration du tube digestif était loin d'être négative. D'autre part, ce n'est pas, primitivement du moins, par manque d'appétit que les malades, presque toujours des femmes, refusent de s'alimenter. Aussi sommes-nous d'accord avec Sollier, qui a consacré au syndrome d'intéressantes études, pour préférer la dénomination de sitiergie, qui signifie perte de l'appétit.

Nous éliminons de cette étude le refus d'aliments lié à certaines psychoses, celui du mélancolique, qui se considère comme indigne de manger, celui du syndrome de Cotard, qui prétend qu'il n'a plus d'estomac ni plus d'intestin, celui du persécuté, qui est convaincu que ses aliments sont empoisonnés. Nous en dirons autant d'une certaine anorexie mentale que nous n'avons pas eu la cruauté de traiter : il s'agissait en l'espèce d'une jeune femme qui avait pour son mari moins d'amour que d'estime et profitait d'une prétendue maladie pour se distraire agréablement dans les maisons de santé de l'étranger.

Les anorexies mentales (nous gardons ce mot consacré par l'usage) décrites par les classiques ont été ce qu'ils ont appelé l'anorexie mentale hystérique. C'est encore sous cette dénomination, que Sollier publie ses premières études. Ces auteurs considéraient en effet la maladie comme une forme d'hystérie monosymptomatique, c'est-à-dire se manifestant par un seul symptôme.

Si l'on parcourt les observations publiées par Lasègue, par Sollier et par d'autres, des troubles digestifs ont presque toujours précédé l'anorexie ; nos constatations objectives, dans différents cas, confirmeraient cette notion : il en était de même chez une fillette, que nous avons examinée avec notre collègue Pernet dans le service de notre maître Lion. Assurément ce ne sont pas ces troubles qui ont déterminé le syndrome, puisque bien des gastropathes offrant les mêmes troubles organiques n'ont jamais présenté d'anorexie mentale ; mais ce trouble, aussi léger soit-il, semble suffisant, à notre avis, pour dériver les symptômes névropathiques sur le tube digestif.

Il s'agit presque toujours, sinon toujours, d'une adolescente, qui d'abord vomit, puis, peu à peu restreint son alimentation à tel point qu'elle la réduit à quelques aliments, choisis souvent de façon fort bizarre. Une jeune femme que nous soignions ne mangeait que des tomates au vinaigre ; une malade de Lasègue se nourrissait de quelques biscuits d'une marque donnée. Ce ne sont pas de ces malades qui n'ont qu'une simple coquetterie à ne pas manger pour attirer l'attention de leur famille ; il y a plus, puisque vous aurez beau laisser des aliments à leur disposition, elles n'iront pas les chercher lorsque vous aurez le dos tourné.

La jeune fille du reste s'alimente, ne reste pas totalement à jeun, mais c'est une alimentation dérisoire dans sa quantité comme dans sa qualité. Les supplications, les menaces de la famille n'y font rien. La jeune fille observe son jeûne comme si elle en avait fait le serment, comme le fait remarquer Wallet dans son excellente thèse ; c'est un point d'honneur auquel elle n'ose se dérober, mais son mérite est relativement restreint, puisque assez rapidement l'appétit disparaît à ce jeu. En revanche, l'état général se maintient fort longtemps ; l'activité, loin de diminuer, s'est accrue.

Cependant tout a une fin ; si la thérapeutique, si une influence extérieure, un événement, ne vient rompre le charme, la malade s'affaiblit, les règles s'arrêtent et elle succombe le plus souvent à une tuberculose intercurrente. Le temps n'a pas confirmé l'optimisme de Lasègue : « Si fondées que soient les inquiétudes, dit-il, je n'ai pas encore vu l'anorexie mentale se terminer directement par la mort, quoique malgré cette assurance expérimentale j'aie passé par des perplexités répétées. Il arrive probablement que la sensation pathologique, cause première de l'inanition, disparaît du fait de la cachexie croissante. »

« ...Il m'a paru qu'un changement inconscient dans les positions respectives de la malade et de ses familiers jouait un grand rôle. La jeune fille commence à s'inquiéter de l'appareil attristé qui l'entoure et pour la première fois son indifférence satisfaite se déconcerte. Le moment est venu où le médecin va reprendre son autorité, s'il avait eu soin de la ménager en prévision de l'avenir ; le traitement n'est plus accepté avec une condescendance passive, il est accueilli avec une appétence que la malade cherche encore à dissimuler. La lutte qui s'établit entre le passé et le présent est curieuse à poursuivre et facile à constater, à la condition qu'on ne laisse rien percer de ses investigations. »

Assurément dans ces conditions la guérison est possible, elle ne l'est que lorsqu'on isole la malade de sa famille et qu'on la fait manger par persuasion, en insistant à chaque bouchée, en menaçant d'employer des « procédés spéciaux pour la faire manger et la forcer à garder ce que l'on aura ingéré » (Sollier). Cet auteur a de la sorte connu de fort beaux succès, mais jusqu'à quel point sont-ils durables ? A l'occasion de la thèse de Dubois, élève de Seglas, la question fut longuement discutée à la Société médico-psychologique par Seglas, Charpentier, Dupouy. En réalité, plus souvent qu'on ne le croit, même lorsque la malade remange, même lorsqu'elle a repris du poids, la partie est loin d'être gagnée.

C'est que tout d'abord certains épisodes anorexiques marquent parfois le début de la démence précoce. C'est que d'autre part les récidives sont plus fréquentes qu'on ne le croît ; de bonne foi certaines observations sont publiées comme cas de guérison, parce que le second épisode et les épisodes suivants n'ont pas été traités dans la même maison de santé et que nul n'a pu faire les recoupements nécessaires. Les guérisons complètes existent, mais elles sont infiniment plus rares qu'on ne le suppose. L'anorexie mentale a des raisons spéciales pour s'installer et surtout pour s'éterniser. C'est ce que nous allons tenter d'expliquer.

L'anorexie mentale de l'adolescent a été assez peu étudiée dans son déterminisme. La littérature parle parfois d'émotions, de chagrins, de mariage manqué ; plus souvent, surtout dans les observations les plus récemment étudiées, c'est la phobie de la puberté, c'est la phobie de l'embonpoint, qui jouent un rôle primordial. Ces deux dernières causes sont les plus fréquentes et méritent que l'on s'y arrête, mais elles sont impuissantes sans l'appoint d'un caractère entier, qui fait que la jeune fille veut être le centre des préoccupations familiales. Tel fut par exemple le cas de la fillette de 14 ans de l'observation de Pernet. Revenons à la discussion des deux phobies qui souvent se commandent l'une l'autre.

La crainte de la puberté est assez souvent en cause ; c'est que les formes extérieures de la puberté, surtout à ses débuts, sont peu harmonieuses ; pour certaines la puberté représente l'évolution vers la maternité, vers l'état de « grosse mémère ». La puberté est aussi la crainte du péché ; que de péchés fait commettre la puberté et surtout l'instinct sexuel ! Cela se voit chez des fillettes ayant vécu dans des intérieurs divisés, ayant eu connaissance de certaines fautes commises par leurs parents. Peut-être aussi faudrait-il, d'après Freud et son école, faire la part de la phobie des rapports sexuels due à des propos entendus, à des scènes furtivement entre-aperçues ; certains freudiens attribuent même ces troubles à une de ces idées erronées d'après laquelle ces rapports consisteraient en une opération brutale et sanglante.

N'oublions pas en outre que l'adolescence est aussi l'âge de l'exaltation religieuse et du mépris du charnel au bénéfice du spirituel ; pour certaines l'alimentation semble fort peu poétique.

L'une des causes plus fréquente encore est, comme nous le disions plus haut, la phobie de l'embonpoint. Pourquoi cette phobie ? Le caractère purement inesthétique de l'embonpoint y entre pour une certaine part, mais ce n'est pas tout. L'embonpoint est, dans le symbolisme populaire et même humain en général, l'emblème de la vulgarité tant physique que psychique, tandis que la sveltesse caractérise la distinction. L'art, le drame, le roman, l'ont surabondamment proclamé, de telle sorte qu'à cette période idéaliste de la vie cette conception acquiert une puissance singulière.

Voici par exemple le cas d'une de nos malades, chez qui ce symbolisme est particulièrement net. Elle adorait sa famille maternelle, sa grand'mère maternelle en particulier, de famille citadine et raffinée, tandis qu'elle ne voulait pas ressembler à son père et à sa famille paternelle qui, malgré son honnêteté, sa droiture, son labeur était plus rustique et d'allure et d'esprit. Le père avait également un caractère plus difficile et lui semblait moins raffiné et délicat. On aurait reproché à la malade son entêtement, lui disant qu'elle tenait de son père. Ce fut à l'occasion d'une remarque d'une de ses camarades de jeu sur la plénitude de ses formes qu'elle présenta à l'âge de 13 ans les premiers symptômes de l'anorexie mentale. La question de l'obésité se superposait nettement chez elle au conflit de la distinction et de la vulgarité, cette dernière représentée par la branche paternelle. Assurément d'autres conflits s'y mêlaient car, fort religieuse et fort éthique, elle s'en voulait de cette préférence, mais ne pouvait se défendre d'un certain mécontentement lorsqu'on lui parlait de sa ressemblance avec son père. Sa vie fut celle de toutes ces malades, qui vont d'une maison de santé à l'autre, jusqu'au jour où le mariage avec un jeune homme qu'elle aimait fit, pour un temps, cesser ces troubles, qui reprirent sous une autre forme dès son veuvage.

Toutefois, comme nous venons de le dire, cette phobie n'était pas seule en cause ; la persévération de la maladie était due à un type spécial de caractère entier. La malade est entêtée et égocentriste, même dans ses affections ; elle accapare ceux à qui elle la donne, fort sincèrement du reste. Elle sent certaines de ses lacunes et cherche en ses amis de véritables tuteurs sur lesquels elle puisse s'appuyer. Ajoutons qu'elle présentait des troubles gastriques, qui ont servi à localiser sa maladie. Son anorexie fait d'elle le centre de la famille ; par son refus d'aliments elle punit l'entourage ; elle handicape ceux qui pourraient ou voudraient lui disputer l'affection ou plutôt la sollicitude maternelle. Ce caractère entier, égocentriste, nous le retrouvons chez les différentes malades que nous avons pu observer et qui sont un peu à leur façon des tyrans domestiques. Il y suffit même souvent sans le détour des phobies de la puberté, de la phobie de l'embonpoint. La petite malade de Pernet était dans ce cas, mais chez elle les troubles gastriques réels et assez marqués s'associaient aux syndromes d'ordre névropathique.

Nous avons décrit, chez des malades plus âgées, parfois assez âgées, certaines anorexies mentales qui sont, à notre avis, de la monnaie de suicide ; il s'agit presque toujours de femmes fort croyantes qui, n'osant attenter directement à leurs jours, trouvent fort commode le détour de l'anorexie mentale. Parfois cependant, comme chez d'autres femmes que nous avons pu observer, ce suicide se trouve de la sorte différé, conditionnel, avec cette ressource de faire machine arrière au cas où les événements tourneraient au gré du sujet. C'est ce qui est arrivé après veuvage chez la jeune femme dont nous avons parlé. Dans le cas particulier, on peut même dire que le syndrome était surdéterminé, car étant donné les circonstances d'une part, et son caractère de l'autre, elle avait trois raisons pour une de revenir aux errements de son adolescence. Chez une jeune femme d'une vingtaine d'années (J.), l'anorexie mentale se présentait de façon toute différente. J. avait un caractère entier mais n'était nullement égoïste. La guerre l'avait fait échapper au caractère autoritaire de sa mère, astreinte à s'occuper des intérêts de la famille pendant l'absence de son mari. La fillette, âgée alors de 4 ans, fut confiée à un couvent où elle fut fort gâtée et choyée, faisant ses quatre volontés. Elle ne fut pas, comme ses sœurs aînées, subjuguée et brusquée par sa mère ; elle est restée assez combative et un tant soit peu frondeuse.

Après son mariage, elle habitait auprès de ses parents, dans le voisinage immédiat de ses sœurs, beaucoup moins bien mariées qu'elle. Elle subit les avances d'un de ses beaux-frères, qu'elle repoussa avec esprit, mais pendant trois ans elle craignit que son mari ne l'apprît et que dans sa violence il ne tuât le beau-frère. Elle ne vivait pas. Lorsqu'il le sut son mari se contint ; il y eut des difficultés de famille et c'est dans ces conditions que se déclancha l'anorexie mentale. Ici, pas de caractère égocentriste, la malade ne se faisait pas supplier ; elle mangeait d'autant mieux qu'on la laissait tranquille ; elle abhorrait les supplications de la famille. Elle m'avoua du reste que son anorexie mentale correspondait à une tentative de suicide, que ses croyances réprouvaient. Elle s'améliora en vivant avec son mari séparée de sa famille ; nous n'avons pu la suivre jusqu'à la guérison car elle dut quitter Paris. Je n'avais pas encore en mains toutes les données du problème, mais tout au moins les principales ; aussi ne puis-je formuler sur ce cas des conclusions absolues.

Ces formes sont rares au cours de l'adolescence, mais cette dernière malade, quoique à peine sortie de l'adolescence, ne se trouvait plus dans les conditions juvéniles, puisqu'elle était mariée depuis plus de trois ans. Il est intéressant de remarquer que notre autre malade a présenté respectivement avant et après son mariage les deux types principaux de l'anorexie mentale.

Nous ne voyons plus guère les anorexies qui cèdent ainsi rapidement à un traitement psychothérapique énergique, comme dans les observations de Sollier. Comment cela se fait-il ? D'abord toutes les malades de Sollier, ou presque toutes, présentaient en outre au complet les différents accidents hystériques qui sont devenus fort rares aujourd'hui. C'étaient souvent des enfants gâtés, de caractère probablement moins entier que les malades que nous avons observées. Sollier, en conséquence, a eu raison de les séparer de leur famille et en lisant ses observations, on se demande jusqu'à quel point ces anorexies mentales ne ressembleraient pas plutôt à celles du jeune enfant, beaucoup moins tenaces que celles que nous avons coutume de rencontrer chez l'adolescent et chez l'adulte.

Ajoutons que peut-être, comme nous l'avons dit au début de ce chapitre, est-il possible que ces malades elles-mêmes aient présenté des rechutes.

On voit combien la question est complexe :
le traitement de Sollier ne réussit pas dans tous les
cas. Avant tout il convient d'étudier chaque cas
en particulier ; chacun comporte ses indications propres surtout en raison du fond mental, qui explique
les multiples raisons des sujets à persévérer dans
leur mal. Ajoutons que le tube digestif n'est pas
toujours indemne : il convient de l'explorer et de
le traiter. L'explorer, il n'y a pas grand mal, car
on n'est pas forcé de révéler aux malades les résultats exacts et la connaissance des réactions phy-
sico-chimiques permet de donner au sujet, à son
insu, le régime qui lui convient. Le gavage à la
sonde ne doit être employé que lorsque l'on a la
main forcée par l'inanition trop avancée. Autrement il provoque tout d'abord la révolte, puis,
lorsqu'il est accepté, une passivité fort nuisible
à la rééducation du psychisme et de l'appétit.
Comme nous l'avons laissé entendre, les résultats sont souvent fort décevants. Lasègue du reste
ne le cachait pas, puisqu'il parlait de malades qu'il
avait suivies pendant plus de dix ans, sans enre-
gistrer aucune amélioration, malgré les traitements
les plus divers.

L'anorexie mentale comporte donc en général
un pronostic fort réservé en raison même du
caractère de tels malades. Presque toujours assez
égoïstes et égocentristes, ils ont toujours ce que l'on
appelle un caractère entier, sans lequel jamais le
syndrome n'aurait persisté.

LES LUNATIQUES ET LES CYCLOTHYMIQUES

Comme le recommande P. Kahn dans sa thèse
ouvrez le volume des *Poésies Nouvelles* de Musset,
et sur le même feuillet vous trouvez deux courts
poèmes : « La Chanson » et « Tristesse ». Vous avez
là les deux aspects de la cyclothymie.

« Chanson », dans ses deux premières strophes,
vous chante l'exaltation, l'expansion joyeuse :
« Où va l'homme ? Où son cœur l'appelle. » Mais
le dernier quatrain pressent que cette joie sera de
courte durée, que la dépression guette le poète :

> « Ah ! fugitive enchanteresse ;
> « Sais-tu seulement ton chemin ?
> « Faut-il donc que le vieux Destin
> « Ait une si jeune maîtresse ! »

Tournez à présent le feuillet sur cette première
strophe de « Tristesse » :

> « J'ai perdu ma force et ma vie.
> « Et mes amis, et ma gaîté :
> « J'ai perdu jusqu'à la fierté
> « Qui faisait croire à mon génie. »

Et la fin du dernier tercet :

> « Le seul bien qui me reste au monde
> « Est d'avoir quelquefois pleuré. »

Tels sont les deux aspects d'un même individu, tantôt exalté, tantôt déprimé, sans cause légitime, entendons-nous, sans cause légitime du moment.

Chez Schumann nous avons pu rétablir, avec notre maître Dupré, d'après le ton de ses lettres, et d'après sa production musicale, les alternatives d'euphorie et de dépression. Hugo Wolf allait plus loin encore. Au cours de ses périodes d'excitation psychique, la richesse de son inspiration l'avait forcé d'adopter une sorte de sténographie musicale, dont seul il possédait la clef ; à ses périodes de dépression il ne pouvait plus écrire une note et se demandait même s'il était bien l'auteur des nombreuses mélodies qu'il venait de composer, comme en se jouant.

Bien des sujets ont ainsi, dans leur humeur, dans leur activité, des vagues successives, des flux et des reflux ; certains en présentent dès leur enfance ; certains élèves, par exemple, sont à l'école, au collège, des irréguliers, tantôt à la tête de leur classe, tantôt à la queue ; leurs progrès se font par bonds, par fluctuations, sans qu'aucun maître, par quelque méthode que ce soit, en puisse modifier le rythme. C'est pour eux que l'on a pu prononcer le nom de tempérament cyclothymique, de diathèse cyclothymique, suivant les définitions de Kræpelin, de Deny et Camus et de Pierre Kahn. Les recherches de Laignel-Lavastine, de Tinel et de Santenoise ont montré que des modifications des équilibres végétatifs et endocriniens accompagnaient ou conditionnaient (suivant les conceptions) ces alternatives d'excitation et de dépression. Hyperthyroïdiens, sympathicotoniques en période d'exaltation, les sujets deviennent en période de dépression hypothyroïdiens et vagotoniques. Ce rôle des énergies organiques explique fort bien la possibilité de cas héréditaires ; il est des insuffisances ou des hyperfonctionnements glandulaires, des déséquilibres endocriniens, qui peuvent se transmettre par l'hérédité, nous ne le contestons pas ; même des hérédités dites dédoublées par M. de Fleury ; un père déprimé a pour fils un excité hypomaniaque (1). Même dans ces cas l'éducation par des parents ainsi tarés n'est pas sans influence. Ce que fait l'hérédité, la maladie peut le faire, puisque de tels syndromes ont pu suivre les encéphalites épidémiques, par exemple. Toutefois, à notre avis, il n'en est pas toujours ainsi, et, comme la fortune, la cyclothymie peut être suivant les cas héréditaire ou acquise. Nous avons eu l'occasion de suivre un sujet, à hérédité fort lourde, qui a présenté sa première crise dépressive à l'âge de 65 ans, après de bien douloureuses épreuves ; si hérédité il y eut, elle s'est offert, en ce cas, un singulier retardement. En revanche, nous avons pu saisir chez certains toutes les préparations du syndrome, et lorsqu'il éclate vers la fin de la période juvénile, il n'est que l'épilogue d'une longue « sensibilisation émotive », pour employer l'expression de Dupré. Pourquoi cet épuisement progressif arrive-t-il à déterminer ce rythme à ondes successives ? C'est ce qu'il est difficile d'expliquer en l'état actuel de nos connaissances ; déjà nous avons abordé

(1) Excitation maniaque atténuée.

la question dans notre ouvrage précédent à propos
des épisodes dépressifs ou hypomaniaques qui succèdent à ces sensibilisations émotives prolongées.
Pourquoi dans des circonstances analogues les
uns réagissent-ils par la dépression, les autres
par l'excitation ? Nous avons eu beau reprendre
en détail, avec nos observations personnelles,
celles en particulier qui faisaient état des antécédents psychiques de tels sujets, il nous a été impossible d'aboutir à des conclusions satisfaisantes.

Voici d'abord l'observation de deux jeunes filles,
qui ont payé de troubles cyclothymiques une admirable abnégation, qui leur paraissait toute naturelle. L'une d'elles avait perdu son père fort jeune,
avait à peine connu sa mère, elle travaillait sans
relâche pour assurer la vie non seulement de sa
belle-mère, mais de ses deux sœurs ; dès qu'elle
fut en état de gagner sa vie, malgré son caractère
fort aimant, elle raya le mariage de son existence, afin de se consacrer à ce devoir, car elle avait
bien compris qu'avec ces charges aucun établisse-
ment ne lui serait possible. C'est la vie qu'elle s'est
littéralement fermée ; à certains moments on la
voit travaillant avec une véritable joie, une véritable euphorie, abattant une besogne effrayante
dans l'entreprise où elle occupe une place de secrétaire ; c'est un véritable enthousiasme. Puis survient la période dépressive, au cours de laquelle
elle demeure triste, abattue, mais toujours reconnaissante de la sollicitude, des attentions que l'on
a pour elle ; jamais la moindre récrimination contre
la vie triste à laquelle son abnégation l'a condamnée.

Nous avons trouvé le même renoncement chez une jeune ouvrière, qui avait à sa charge une mère cancéreuse, qu'elle considérait comme son enfant et un jeune neveu. De même une autre cyclothymique, qui avait beaucoup souffert de la brutalité de ses parents et avait connu une déception sentimentale, dépensait en aumônes la majeure partie de ses appointements. C'étaient des jeunes filles qui avaient littéralement marché sur elles-mêmes.

Nous avons, dans un autre ouvrage, apporté à l'appui de notre étude relative à la sensibilisation émotive l'histoire d'une jeune institutrice (obs. Lise) qui souffrit dès l'âge de 15 ans des dissentiments de ses parents, de la tyrannie, puis de l'abandon de son père ; avec les années se développa la cyclothymie dont la première crise remonte à la 30e année, sans que jamais on ait pu relever chez elle de caractère dit vulgairement « lunatique ». Elle disait explicitement qu'à certains moments, pendant deux ou trois jours de suite, elle laissait sa classe aller à vau-l'eau, puis les quelques jours qui suivaient c'était un véritable enthousiasme, jusqu'au retour à l'état normal.

Le véritable début de la sensibilisation de Lise remonte environ à l'âge de 14-15 ans. Jusque là, disait-elle, quoique consciente du dissentiment qui existait entre ses parents, elle se montrait fort insouciante. Souvent la sensibilisation remonte beaucoup plus loin, comme chez le jeune homme de 21 ans dont nous allons rapporter l'histoire. Ce jeune sujet a été réellement la victime d'un mot qu'il a entendu par hasard dans son enfance et qui l'a, pour ainsi dire, stigmatisé. Voici dans quelles conditions nous avons pu l'examiner et le suivre au cours de ses différents séjours à l'hôpital Lariboisière.

Adrien, 22 ans, entre le 5 novembre 1928 à l'hôpital Lariboisière en état d'excitation, après une tentative de suicide : on l'avait trouvé dans les W.-C. d'un restaurant, étranglé par sa cravate, suspendu à l'espagnolette de la fenêtre ; il s'était fait servir un dîner copieux, arrosé de liqueurs variées et de vins fins ; au moment de payer, il s'était retiré dans les cabinets pour réaliser cette tentative de suicide.

Nous recevons peu après la visite de ses parents qui avaient reçu une lettre, dans laquelle il les informait de sa décision. Nous apprenons par eux qu'il leur a toujours donné de l'ennui : dès l'enfance il se montrait renfermé ; il a fait de nombreuses fugues, qui n'avaient rien de la fugue épileptique. Il fit son service militaire au Maroc ; il y eut force punitions ; son service terminé il demeura au Maroc, s'acoquina avec une femme de bas étage, commit plusieurs indélicatesses, dont les conséquences purent lui être évitées grâce à ses parents. De retour à Paris, ce furent de nouveau les mauvaises fréquentations, des liaisons avec des prostituées, qui le poussaient à réclamer sans cesse de l'argent à son père.

Quelques jours avant l'incident qui l'amena à l'hôpital, il devait s'embarquer comme aide-commissaire à bord d'un paquebot ; il fut refusé à la visite médicale pour un écoulement uréthral ;

c'est dans ces conditions qu'après avoir erré plusieurs jours dans Paris il résolut de se suicider.

La première impression, au récit de cette équipée, serait celle d'une perversion instinctive. Toutefois le suicide ne rentre guère dans le programme de pareils sujets, à part le suicide simulé. Tel n'était pas le cas d'Adrien, qui ne dut son salut qu'à la prompte initiative des garçons du restaurant.

Le 7 novembre, Adrien était suffisamment remis pour répondre à un interrogatoire assez prolongé. Je le trouvais abattu, penaud, embarrassé, honteux. Je lui dis immédiatement que je connaissais tout de sa vie et lui demandais s'il se croyait encore digne de me serrer la main. Il éclata en sanglots (ce n'était pas là non plus l'attitude d'un pervers vrai).

Il me confia que malgré la bonté de ses parents, de ses frères et sœurs, il ne s'était jamais senti à l'aise dans sa famille ; il s'y considérait comme un étranger. C'est qu'il savait, disait-il, qu'il était laid, et que d'autre part, étant enfant, il avait entendu dire qu'il avait failli coûter la vie à sa mère. Dans ces conditions ses parents ne pouvaient l'aimer, mais ils s'ingéniaient en revanche à lui cacher de leur mieux leur aversion. Grand imaginatif, il revivait les épisodes des romans de Jules Verne, pensant toujours à s'imposer à l'affection de sa famille par quelque action d'éclat. Ses fugues n'étaient pour lui qu'un moyen de sortir de ce milieu dans lequel il ne se sentait pas à l'aise.

L'idée de sa laideur, franchement ancrée en lui, faisait qu'il se croyait indésirable à toute femme ; aussi lorsque l'une d'elles éprouvait ou faisait mine d'éprouver quelque sentiment pour lui, c'était une aubaine inespérée, il ne se connaissait plus ; quelle qu'elle fût, elle le dominait et lui faisait commettre les pires écarts, dont il était conscient. Avant son accident, il avait eu la main particulièrement heureuse, il s'était lié avec une jeune personne qui avait eu une assez bonne influence sur lui. Il l'avait quittée, il l'avait laissée repartir en province au moment où il pensait s'embarquer ; il espérait même avoir retrouvé une place dans le monde ; la visite médicale lui avait donc produit une amère désillusion. C'était tout son avenir remis en question et au retour il ne savait pas comment son père jugerait le motif de sa non-acceptation.

Telle avait été la vie de ce jeune homme jusqu'à sa première tentative de suicide. Il quitta l'hôpital au bout de trois semaines en fort bonne disposition ; il avait corrigé toutes ses idées erronées et était tout étonné de se trouver à l'aise dans sa famille. Tout alla bien pendant deux mois, au cours desquels il travailla régulièrement, à la plus grande satisfaction de la maison qui l'employait. Malheureusement il fit encore la connaissance d'une aventurière, qui lui mangea son argent, le trompa ; il renouvela sa tentative de suicide, se tirant un coup de revolver dans la région frontale. La balle put être extraite ; Adrien resta encore un mois sous ma direction à l'hôpital Lariboisière et lorsqu'il quitta l'hôpital il n'était pas encore tout à fait remis, en ce sens que ses idées de suicide n'avaient qu'incomplètement cédé ; certaines questions d'ordre économique me forcèrent un peu la main pour signer son

exeat. Dans son service il commit quelques erreurs ;
il dormait mal et huit jours après sa rentrée chez
lui il fit une nouvelle tentative de suicide au véro-
nal. A son réveil, je pus porter le diagnostic d'un
accès mélancolique, qui chez ce sujet encore conva-
lescent avait été causé par une déception ; il comp-
tait toucher de sa maison plus qu'il n'avait reçu,
et avec cette somme éteindre certaines dettes.

La crise mélancolique dura trois semaines environ ; il est actuellement bien remis, a repris son
travail et en même temps goût à la vie. Il reconnaît
lui-même qu'il avait, à son avant-dernier séjour,
quitté l'hôpital trop tôt, tandis qu'actuellement les
idées de suicide ont littéralement cédé. Il faudrait
un recul de bien des années pour affirmer la guérison complète d'Adrien, pour lequel nous avons bon
espoir, d'autant plus que la compréhension s'est
faite du côté de ses parents, et que tous les malentendus semblent actuellement dissipés.

Cependant ce n'est pas encore tout à fait
partie gagnée, puisqu'Adrien fut tout près d'une
nouvelle tentative de suicide, la surveillante de
service à laquelle il était allé rendre visite l'arrêta
à temps.

On peut être étonné du diagnostic de cyclothymie porté sur ce jeune homme ; nous ne voyons en
effet que des tentatives de suicide. Les périodes d'excitation existent néanmoins ; ce sont ces périodes
au cours desquelles il rencontrait une femme qui
semblait s'attacher à lui ; il quittait sa famille,
dépensait tout ce qu'il avait pu épargner jusqu'au
jour où, sans ressource, il perpétrait sa tentative

de suicide. A un autre moment Adrien, dans une librairie où il était employé, surchargeait les factures qu'il était chargé d'établir d'annotations humoristiques. Voilà pour le présent, pour le passé nombre de ses fugues doivent être mises sur le compte de l'excitation hypomaniaque.

Les phases hypomaniaques apparaissent plus nettement chez un jeune homme de 23 ans que nous avons eu l'occasion de suivre il y a quelques années ; nous reviendrons plus loin sur les causes de ses écarts ; qu'il nous suffise de dire qu'il avait des doutes justifiés sur son physique ; quelques idées de culpabilité lui avaient été suggérées, à l'âge de 12 ans, par ses premières masturbations. Il semble du reste fort inhibé dans sa puissance génitale.

Au cours d'une de ses crises hypomaniaques, qui avait pour théâtre une petite ville d'Orient, il alerta la musique militaire locale pour offrir une aubade à sa belle ; un autre jour il transporta par les rues les plus fréquentées un énorme poisson dont il lui faisait hommage. Très « gobeur », il était hors de lui lorsqu'il pouvait se croire aimé.

Ces formes cyclothymiques de la sensibilisation émotive comptent parmi les plus rebelles. Au contraire, les formes purement dépressives ou hypomaniaques débutant vers la fin de la période juvénile semblent en général comporter un meilleur pronostic. J'ai eu l'occasion de suivre une jeune fille de 17 ans, qui fit une crise d'excitation hypomaniaque à la suite d'émotions subintrantes échelonnées sur deux années environ. Elle a guéri en quelques mois et depuis n'a plus présenté le moindre trouble psychique, c'est-à-dire depuis plus de dix ans d'une vie au cours de laquelle les épreuves ne lui furent pas ménagées. Je viens de suivre un jeune homme de 18 ans qui perdit son père à l'âge de 8 ans. La mère le suivit de très près, parfois même de trop près ; elle commit avec les meilleures intentions du monde diverses maladresses particulièrement redoutables, qui firent qu'elle perdit tout crédit auprès de son fils. Une de ces erreurs fit déborder la coupe et détermina chez le jeune homme une crise de dépression actuellement guérie, sans même qu'il ait fallu lui faire interrompre les études.

Nous ne désespérons pas non plus de guérir assez rapidement un jeune mécanicien de 18 ans entré il y a quelques semaines dans le service de Lariboisière pour un état de dépression avec crises convulsives à type de simples crises de nerfs. Il avait souffert depuis longtemps de l'abandon de son père, qui l'avait empêché de poursuivre des études, pour lesquelles il était très doué. Il vivait avec sa mère, mais celle-ci dut en raison de son état de santé retourner habiter à la campagne chez ses parents. Depuis deux mois il est donc seul. Il n'ose pas par discrétion s'établir avec sa sœur qui est sur le point de se marier. C'est cette sensation de solitude jointe à l'inquiétude légitime que lui cause la santé de sa mère qui a déterminé cette dépression, qui déjà commence à s'atténuer.

Nous en dirons autant d'un jeune homme de 20 ans que nous avons longuement étudié dans notre précédent volume, dans notre chapitre consacré au « sentiment du vide » si proche parent de la dépression psychique, ainsi que l'avait montré P. Janet. Il nous a été possible de le guérir en quelques mois sans lui faire interrompre le cours de ses études.

Ces différents sujets à simple forme (nous parlons ici des adolescents) nous semblent donc en général beaucoup plus faciles à guérir, bien qu'au cours de leurs paroxysmes ils semblent beaucoup plus profondément atteints que les clyclothymiques.

Comment expliquer ces différences? La chose nous paraît relativement aisée dans certains cas, lorsque nous avons affaire à des malades de longue date qui sont également obsédés. Adrien était obsédé par l'idée que ses parents ne l'aimaient pas, qu'il était laid, qu'il n'était pas chez lui dans sa famille ; c'était un thème qui hantait sans cesse son esprit et qui ne cédait qu'au cours des accès hypomaniaques, souvent en rapport avec une bonne fortune inespérée. Une autre observation se rapporte à une demoiselle de 40 ans atteinte de la phobie des taches et de l'obsession de la confession incomplète ; elle a présenté à la longue un état cyclothymique, mais c'est un état acquis à la longue.

Dans ces trois cas la cyclothymie est en quelque sorte une cyclothymie induite par une obsession. Or nous savons que la mentalité d'obsédé psychasthénique résulte d'un pilonnage précoce de la sensibilité affective.

Cette apparition tardive se vérifia encore dans le cas de Lise puisque ses premières atteintes datent

de l'âge de 30 ans ; il est vrai qu'elle n'a commencé
à souffrir qu'à l'âge de 15 ans ; il a fallu quinze ans
pour aboutir à ce résultat, quinze années de pilonnage sans répit. La cyclothymie ainsi acquise représente donc un état d'épuisement plus complet de
la résistance affective que les psychoses à simple
forme expansive ou dépressive. Tout cela naturellement n'est vrai que pour les formes juvéniles.
Une objection subsiste, c'est celle de ces lunatiques
précoces, de ces écoliers lunatiques qui ne sont pas
très rares, mais restent tels toute la vie. Nous
croyons comme Kahn qu'ils représentent une exagération d'un type fort commun. Nous sommes
tous des lunatiques caractérisés plus ou moins ;
nous avons tous nos bons jours et nos mauvais
jours ; notre travail, nous voulons parler de celui
qui nécessite une certaine initiative, notre création n'est pas semblable à elle-même d'un jour
à l'autre ; il en est de même pour les heures de
la journée ; il est des gens du matin comme il est
des gens du soir ; peut-être, comme l'a soutenu Laignel-Lavastine, cette disposition s'explique-t-elle
par les particularités de notre équilibre vagosympathique. Rien d'étonnant à cela. Mais à notre avis
les lunatiques ne doivent pas être confondus avec
les cyclothymiques vrais ; les manifestations de ces
lunatiques sont pour ainsi dire à fleur de peau, à
fleur de psychisme, leurs réactions ne sont pas douloureuses et poignantes comme celles de ces cyclothymiques par sensibilisation que nous venons d'étudier. Les premiers sont des originaux, les seconds
paient leurs moments d'euphorie par des périodes

de dépression fort pénible. Il est regrettable que l'on n'ait pu explorer comparativement leurs réactions végétatives et endocriniennes. Toutefois nous ne croyons pas que les cyclothymiques vrais ne soient que des lunatiques plus gravement et plus profondément atteints ; nous serions étonnés que, malgré leurs ressemblances, ils fussent tous des unités de même espèce.

CARACTÈRE HYSTÉRIQUE,
CARACTÈRES SUGGESTIBLES
ET CARACTÈRES INCONSISTANTS

Que n'a-t-on dit, dans le public et parmi les médecins, du caractère hystérique ? Tout d'abord y a-t-il vraiment un caractère hystérique ? Nous ne le croyons pas et déjà dans l'édition de 1911 de son ouvrage sur l'hystérie, Pierre Janet s'insurgeait contre certaines tendances à tout attribuer à l'hystérie, lorsqu'un sujet présentait des stigmates physiques ou des crises que l'on croyait alors caractéristiques. J'assistais, il y a fort longtemps, à une séance de la Société de Neurologie, au cours de laquelle un de ses membres les plus éminents répondit à un de ses collègues, qui exprimait des tendances de ce genre : « Et si la malade en question avait un cor au pied, serait-il de nature hystérique ? »

Si vous dites dans le public qu'une femme est hystérique, les uns penseront que c'est une grande sensuelle ; les autres une parfaite comédienne, toujours désireuse de se mettre en scène. C'est à elles que Trousseau appliquait ce vers d'Ovide, dont le souvenir lui fut rafraîchi par le Pr Dieulafoy, alors jeune étudiant :

« Spectatum veniunt, veniunt spectentur ut ipsæ. »

Il s'agissait dans Ovide des Sabines qui venaient aux jeux autant pour se faire voir que pour assister au spectacle.

Sur le premier grief, P. Janet montre que la statistique ne dépasse pas sensiblement la moyenne. On sait cependant le rôle que Freud fait jouer, dans sa théorie, aux complexes sexuels. Nous nous expliquerons plus tard sur ce point.

L'hystérique menteuse, comédienne, existe parfaitement, mais c'est la mythomane que nous avons déjà décrite dans un des chapitres précédents ; toute son histoire se retrouve dans celle de la mythomanie de Dupré. Dupré et son élève Logre considèrent néanmoins l'hystérie comme une mythomanie d'un genre un peu spécial, en ce sens qu'elle se spécialiserait dans la reproduction plus ou moins facile, plus ou moins volontaire, des symptômes pathologiques.

Nous allions omettre un autre stigmate du caractère hystérique (peut-être moins souvent mis en avant) : l'hystérique, dit-on encore dans le public, est une « femme à lubies ». Dans cette définition nous reconnaissons la cyclothymie, que nous avons précédemment étudiée.

Ainsi aucun des caractères précédemment envisagés ne peut servir électivement à définir le caractère hystérique. Nous en dirons autant « de l'inattention, de la faiblesse de pensée, de la rêverie, de l'aboulie, de l'idée fixe, de l'absence d'émotions nouvelles, l'excès des émotions banales » (Janet).

Il est donc aussi difficile de définir l'hystérique par le fond même de son caractère, qu'on ne peut la définir par ses stigmates physiques, ses crises, qui ne se distinguent en rien de la crise de nerfs banale. Les hystériques répondent au groupe des suggestibles, dont ils ne représentent qu'un cas particulier. Mais les hystériques ne sont pas les seuls à être suggestibles ; nous avons trouvé déjà cette suggestibilité tant physique que psychique dans l'encéphalite épidémique, dans la catatonie. Nous la retrouverons encore dans une foule d'autres états.

La suggestion n'est pas la persuasion. Babinski les distinguait nettement l'une de l'autre en disant que la seconde s'applique au sensé, au raisonnable, la première à ce qui est manifestement déraisonnable. Il semble que ce ne soit pas sur le fond, mais sur la façon d'agir qu'on puisse les différencier l'une de l'autre car rien ne m'empêche de suggérer à quelqu'un une idée raisonnable. La persuasion agit par argumentation, la suggestion au contraire pénètre pourrait-on dire par surprise de la critique. L'une est à prédominance intellectuelle, l'autre à prédominance affective. L'une attaque l'intelligence de front, l'autre la tourne à la faveur de la distraction et de la fatigue psychiques.

Ainsi donc l'hystérique est éminemment suggestible, toutefois il n'est pas le seul. On peut être suggestible par débilité mentale, à moins que l'on ne soit un entêté systématique ; on peut être suggestible parce que la suggestion flatte les tendances personnelles. Un cas de la suggestibilité épisodique est ce que l'on appelle vulgairement le « bateau ». Or la crédulité du mystifié, qui n'est pas toujours dénué d'intelligence, tient à ce que ledit « bateau » s'harmonise avec ses désirs et de la sorte paralyse sa critique.

Enfin on devient d'autant plus suggestible que l'affectivité a été mise à une épreuve plus rude et plus prolongée ; cela se voit aussi bien chez l'hystérique que chez toute espèce de suggestibles. Nous avons publié diverses observations de ce genre. Voici le cas d'une jeune femme de 24 ans, qui présentait des signes de ce qu'on pourrait appeler une gastro-névrose, troubles digestifs, constriction œsophagienne intermittente, vagotonie. L'examen du tube digestif, l'examen somatique sous tous ses modes, ne relevaient absolument rien. Or voici ce que nous apprenait l'histoire de la malade : pendant des années elle souffrait non seulement au point de vue affectif, mais encore au point de vue économique de l'inconduite de son mari, qui rendait son existence des plus précaires.

Le mari est pris de remords : ils viennent à Paris. Tout va pour le mieux ; c'est alors que la jeune femme présente ces troubles digestifs et ces sensations de constriction œsophagienne. Si la conduite du mari était devenue exemplaire, si l'aisance était revenue au foyer, la malade n'en avait pas moins été sensibilisée, dans le sens affectif du mot, que nous connaissons fort bien à présent. La vagotonie en témoignait. Dans ces conditions, la malade perdit un oncle, qu'elle affectionnait, d'un cancer de l'œsophage. Elle se figura avoir la même maladie que lui, et c'est de ce jour qu'elle présenta de la constriction œsophagienne. Ce diagnostic se vérifia par la suite : la belladone diminua la constriction œsophagienne ; la conviction du cancer fléchit du même coup, au point que cette jeune femme s'étonnait d'avoir pu être si longtemps le jouet d'une pareille illusion.

Ajoutons qu'elle était fort intelligente, pleine de bon sens. Seules les épreuves successives avaient, pour employer l'expression de Janet qui nous est devenue familière, abaissé sa tension psychique au point de permettre ce que d'aucuns appelleraient cette auto-suggestion.

Cet état ouvre donc la porte à deux sortes de suggestions. La suggestion par autrui, qui a pour superlatif la suggestion hypnotique, dont on a abusé au point de la discréditer et qui mérite d'être reprise avec prudence dans certaines circonstances bien déterminées. Entre elle et la suggestibilité que certains sujets présentent au cours de la vie courante, soit par débilité, par défiance exagérée en eux-mêmes, soit par besoin de direction ou par sensibilisation, se place toute une gamme d'intermédiaires. Ces sujets sont souvent des indécis et Pierre Janet a longuement insisté sur leur besoin de direction, besoin d'approbation.

L'autosuggestion constitue, dans une certaine mesure, si l'on veut, la base du syndrome hystérique, sans lui appartenir en propre. Claude et ses élèves, et nous-même avons insisté également sur la longue période de sensibilisation émotive qui précède l'apparition de tels phénomènes. Ce sont des conflits qui remontent à des années. Nous ne saurions revenir sur les cas que nous avons publiés précédemment ; ils ont été résumés dans notre livre des maladies mentales évitables. Les travaux de Janet et plus encore ceux de l'école freudienne ont apporté sur ce point une contribution fort importante. Le cas de Dora par exemple qui a fait, de la part de Freud, l'objet d'une étude très approfondie, révéla une série de conflits fort intéressants. Le père de Dora, à qui la jeune fille était fort attachée, a été l'amant d'une jeune femme pour qui Dora avait une affection des plus tendres, qui touchait à l'amitié amoureuse. D'autre part Dora était fort courtisée par le mari de cette femme et éprouvait pour lui la plus grande tendresse. Nous ne pouvons insister sur tous les détails de cette situation, que précisa la psychanalyse, mais on saisit la complexité des conflits intérieurs qui pouvaient assaillir Dora. Elle présenta même à un moment donné une crise simulant l'appendicite, dont les rapports avec le complexe ont pu être établis, à d'autres moments des troubles dyspnéiques (1).

Une autre jeune fille étudiée par Mme Ronjat était atteinte d'une coxalgie névropathique, qui avait résisté aux traitements médico-chirurgicaux les plus variés. La psychanalyse révéla des conflits dont certains remontaient à l'enfance et motivaient le syndrome sans que la jeune fille s'en

(1) Gêne marquée de la respiration.

doutât ; lorsque le conflit fut élucidé, la claudication guérit d'elle-même pour ne plus réapparaître.

L'identification à certaines personnes sympathiques est un processus qui a été fort bien mis en lumière par le freudisme et qui se vérifie tous les jours. Les jeunes sujets contractent ainsi par sympathie certaines infirmités, certains troubles que présente la personne aimée. Une fillette s'était mis à boiter, à tirer la jambe, par sympathie pour une institutrice à laquelle elle était très attachée.

Un point sur lequel nous nous écartons de Freud est celui du pansexualisme intégral. D'après lui il y aurait toujours à la base un conflit sexuel. Nous avons vu des cas dans lesquels il n'en était pas ainsi.

Ces considérations, ces observations montrent jusqu'à quel point on peut dire que l'hystérie représente la mythomanie du syndrome. Pourquoi l'un fera-t-il une pseudo-coxalgie ; l'autre une pseudo-appendicite, etc. ? C'est en raison d'un rapport entre les conflits intérieurs et la maladie ainsi involontairement simulée.

Cette suggestibilité hystérique, ces phénomènes hystériques ont été comparés dans certains cas par Tinel et Madame Michon à un réflexe conditionnel. Nous avons défini plus haut la nature de ces réflexes, nous n'y revenons pas. Une jeune fille présentée par ces auteurs avait été sensibilisée par des émotions subintrantes sur lesquelles nous ne pouvons insister. Elle présentait des crises nerveuses avec tachycardie paroxystique essentielle, palpitations prolongées et fort pénibles s'accompagnant d'accélération considérable du pouls et d'impossibilité de se tenir debout. Or les auteurs avaient remarqué que ces crises survenaient particulièrement lorsqu'on lui percutait le genou pour chercher le réflexe rotulien ou que l'on examinait sa colonne vertébrale. Régulièrement elle tombait en crise, comme les chiens de Pawlow secrétaient du suc gastrique à la vue d'un aliment. Ce fait en apparence paradoxal s'expliquait : au cours des nombreux examens qu'elle avait subis, un jour où elle se plaignit de douleurs lombaires, un médecin chercha le réflexe rotulien et conduisit son interrogatoire de telle sorte que la jeune fille comprit qu'il pensait au mal de Pott ; elle craignit depuis d'être atteinte de ce mal.

Point ne fut besoin de maïeutique freudienne. Un jour qu'elle s'était laissée tomber plusieurs fois de suite, l'infirmière la tança un peu vertement, et eut un mouvement d'impatience pour la ramener à son lit. Notre malade s'irrita mais se releva d'elle-même. Une émotion violente avait réparé les dégâts commis par des émotions subintrantes. Ces guérisons brusques ont été de tout temps signalées au cours des affections dites hystériques. La brusque guérison du fils de Crésus en est un exemple traditionnel.

Voilà donc en raccourci l'histoire de la suggestibilité hystérique ou non : tous les cas ne sont pas aussi sensibles au traitement par l'émotion, par le torpillage ; un grand nombre d'entre eux guérira par le traitement psychanalytique ; ces malades, pourrait-on dire, constituent le triomphe des méthodes freudiennes. Quoi qu'il en soit, nous n'en sommes plus actuellement à considérer les hysté- riques comme des simulateurs conscients ; nous y voyons de grands sensibilisés qu'il convient d'exor- ciser soit par la patience, soit par les méthodes rapides.

A côté de ces suggestibles acquis, il y a place pour de vrais suggestibles congénitaux, ce que l'on appelle des caractères faibles. « Chez ces personnes, dit Despine, les facultés instinctives, d'une faiblesse extrême, sans initiative, sans activité, sont insuffi- santes pour inspirer des goûts ou des dégoûts, des désirs énergiques et pour diriger la pensée dans un sens déterminé. Extrêmement malléables, les per- sonnes ainsi moralement conformées changent de manière de voir et d'agir selon les sentiments que l'on excite en elles par des conseils ou par l'exemple.» Cette définition nous semble tout à fait satisfaisante. Ce sont ce que l'on appelle dans le monde des êtres sans consistance, qui peuvent être du reste fort intelligents, fort doués, mais « l'élan de nobles sentiments leur faisant défaut, ils seront incapables de grandes et de belles actions ». Il en est de même dans le bien comme dans le mal ; c'est parmi eux que se recrutent ces comparses des crimes ou des délits, très accessibles au repentir et relativement faciles à remettre dans le droit chemin, à condition de les garder toujours en vue.

On a voulu attribuer cette faiblesse, cette carence des facultés instinctives à des insuffisances endocriniennes. Le fait n'est pas impossible, dans certains cas tout au moins ; d'autres sujets ont été élevés tyranniquement et réellement brisés par leurs parents. Cela est vrai, mais s'ils ont été ainsi brisés, nous dira-t-on, c'est parce qu'ils étaient trop faibles pour résister. D'accord, nous avons vu certaines familles dans lesquelles certains enfants ont été ainsi étiolés tandis que d'autres ne se sont pas laissé mettre sous le boisseau. Souvent, à côté d'une plus grande résistance individuelle incontestable, l'enfant a eu pour lui certaines circonstances favorables ; par exemple l'accaparement des parents par des affaires, par l'activité professionnelle, qui ont soustrait plus ou moins complètement l'enfant à leur influence. Quoi qu'il en soit, l'affranchissement se fait alors avec pertes et fracas, et au lieu de la soumission des frères et sœurs, on constate chez ces adolescents un véritable esprit de rébellion qui souvent dépasse la mesure.

L'ENNUYÉ

L'ennui. Voici un mot qui est dans toutes les bouches et dont le sens est bien mal déterminé. Il s'applique à tout, depuis une visite importune, jusqu'au spleen qui fait désirer la mort et aboutit souvent à la tentative de suicide. C'est dans ce dernier sens qu'il faut le prendre en psychiâtrie, avec Brière de Boismont, quoique cet auteur, comme le lui reproche très justement Le Savoureux, rassemble au chapitre de l'ennui des cas fort disparates. L'ennui est une maladie qui débute souvent au cours de l'adolescence. « Il est une époque, dit Brière de Boismont, où le dégoût de la vie paraît surtout se lier aux modifications que subissent les organes sexuels. Passager chez les uns, il exerce son influence avec force chez les personnes habituellement rêveuses et portées à la tristesse. C'est dans l'adolescence que se manifeste ce découragement, cette fatigue de la vie. Les jeunes gens sentent naître en eux des idées toutes nouvelles ; ils recherchent la solitude, se plaisent dans leurs propres pensées, qui ne leur retracent que des objets mélancoliques. Ils poursuivent un fantôme qu'ils ne peuvent atteindre... L'imagination ne cesse de leur grandir les obstacles et les périls ; la rêverie les enveloppe de toutes parts. »

Cette description fait bien ressortir le côté imaginatif de l'ennui sur lequel nous aurons à revenir, mais peut-être ne fait-elle pas sentir cette opprimante grisaille qui entoure l'âme et l'esprit, sans lui laisser aucune issue : l'ennuyé vous dira « et ainsi se poursuivra ma vie jusqu'à ce que la mort vienne m'en délivrer ». Aucun espoir de salut. L'ennui n'est pas la souffrance ; l'ennui est le néant qui empêche autant d'éprouver de la joie que de la peine. Si seulement l'ennuyé pouvait pleurer, il se sentirait soulagé. L'ennuyé est un nostalgique de la sensation quelle qu'elle soit ; cette sensation de sécheresse et d'aridité de l'âme dans l'ennui a fort bien été décrite dans les traités d'ascèse, car l'aridité représente une des épreuves les plus pénibles de la vie spirituelle, qui mène à l'union divine, au mariage mystique.

Ces états ont été fort bien analysés par Pierre Janet dans son ouvrage *De l'angoisse à l'exlase*, dans ses études sur les sentiments du vide. Nous avons eu l'occasion de les rappeler à propos d'un cas personnel, récemment publié. L'auteur a montré que ce sentiment du vide est caractérisé par l'absence de cette doublure affective qui donne une couleur à nos actes et à nos pensées, qui amorce les actes qui doivent suivre et s'associer à l'acte en cours. Or tel que nous l'avons décrit, le sentiment du vide est assez proche parent de l'état d'ennui qui fait l'objet de ce chapitre.

Janet nous apprend, nous avons constaté par

nos observations, que ce sentiment du vide représente un phénomène d'épuisement. Ce sont des organismes psychiques qui ont longuement et stoïquement résisté à des épreuves multiples. Est-ce le cas de l'adolescent ? A-t-il eu le temps de souffrir autant ? Parfois, mais fort rarement. Nous n'en voulons pour preuve que deux cas d'ennuyés que nous rapporte Brière de Boismont, celui de la tragédienne Rachel et celui de Mme du Deffand.

Nous ne pouvons retracer ici la vie de Rachel. Voici une lettre qu'elle écrivit à l'âge de 19 ans :

« Je n'ai presque plus la force de vous écrire. l'âme me tue. J'ai des succès, il est vrai, mais un pas seul ami. Ici je ne sors jamais, j'écris toute la journée, c'est ma seule distraction. Il me semble que je préférerais la mort à cette vie que je traîne, comme un forçat traîne sa chaîne. Je vous quitte. J'ai une répétition. Allons, il faut encore souffrir, ils sont si mauvais.

« Adieu, prie pour la pauvre Rachel, elle est à plaindre plus qu'à blâmer. »

Ce billet n'est que l'expression de la plus pure vérité, il n'est nullement outré. « A l'âge, dit Brière de Boismont, où la vie est toute en fleurs, elle ressentait déjà les dégoûts amers de la vieillesse, et se plaignait du vide qu'elle croyait voir autour d'elle, alors qu'on se disputait son attention, son regard, son sourire, et même seulement le bonheur de l'applaudir sans être vu. »

Ce qu'elle ne connaissait point, c'était une réelle affection, c'était un véritable ami, comme elle le dit elle-même dans ce billet ; elle se plaint à juste titre du vide de son existence. C'est une réplique de l'*Ecclésiaste* ; tout autour d'elle était vanité et elle en avait compris le néant. Elle était trop profondément affective pour s'accommoder des maximes de l'*Ecclésiaste*.

Nous pourrions en dire autant de Mme du Deffand, qui au milieu de tous ses succès n'avait pu trouver une affection digne de ce nom. Toutes ses passades n'étaient que le jeu d'une personne vraiment ennuyée, dès son adolescence, dès ses années de couvent.

Voilà donc des cas d'ennuis véritables, légitimes, qui ressemblent singulièrement au sentiment du vide, tel que l'a décrit Pierre Janet. Dès l'adolescence elles avaient pu l'une et l'autre comprendre la vanité de ces existences artificielles, parce qu'elles étaient, en dépit des apparences, dirions-nous pour Mme du Deffand, des mentalités profondes. Nous connaissons une jeune femme qui pourrait fort bien leur être comparée. Sous une vie qui sur certains points ressemble à celle de Mme du Deffand, elle cache une nostalgie réelle du vrai et du profond, qui semblent lui être interdits l'un et l'autre. Il y a en elle vraiment deux personnages. Ces ennuyées se recrutent peut-être plus fréquemment qu'on ne le croit parmi les femmes à qui la vie semble avoir tout donné.

Ce sont là, si l'on peut dire, des ennuyés légitimes dont on comprend l'ennui ; mais à côté de celui-ci il y a cet ennui, d'abord ludique (1), qui devient dans la suite une attitude définitive et acquise.

(1) De jeu.

D'après Brière de Boismont, c'est la maladie de certaines époques de l'histoire, au cours desquelles les idées religieuses, morales, sociales des époques précédentes, qui constituaient l'idéal d'un groupe ou d'une nation, étaient mises en discussion et perdaient tout leur prestige. Ces époques, époques d'indécision, de crises psychiques, d'incertitudes, provoquent une sorte d'inquiétude, d'instabilité, de flottement moral, qui permettent tous les écarts de l'imagination. L'époque romantique, qui fut la grande école de l'ennui, se rapprocherait par là des premiers siècles de notre ère, de l'époque où Saint Jean Chrysostome écrivait ses lettres à Stagyre, du XVIe siècle, de la fin du XVIIIe. Il y a beaucoup de vrai dans cette opinion : l'ennui a ses époques. L'ennui se rencontre parmi les gens favorisés de la fortune, nous le voyons dans la classe aisée, assez peu dans la classe laborieuse. On pourrait dire que l'ennui a ses chefs de file, mais aussi ses séides et ses snobs, car auxdites époques il est fort bien porté.

Prenons par exemple ses chefs de file et parmi eux Chateaubriand. Il s'agit en général de sujets fort imaginatifs à qui l'imagination fait consommer leur jouissance en herbe : l'imagination leur a fait par avance savourer des joies chimériques, de telle sorte que la réalité leur apparaît ensuite bien falote et bien vaine. « Je me composais, dit Chateaubriand dans ses *Mémoires d'Outre-Tombe*, une femme de toutes les femmes que j'avais vues. L'enchanteresse pour laquelle me venait ma folie était un mélange de mystère et de passion, je la plaçais sur un autel et je l'adorais. Ce délire dura des années entières pendant lesquelles les facultés de mon âme parvinrent au plus haut point de l'exaltation. » Que se passe-t-il ensuite ? Ils projettent cet idéal sur une femme ou sur l'autre, mais ce sont eux-mêmes qu'ils aiment à travers cet idéal ; ils sont déçus et c'est alors toute la lyre du découragement romantique, c'est, après un certain nombre d'essais, la vanité des vanités, l'air consterné, le dégoût universel, à moitié sincère, à moitié voulu. Transposez cette attitude dans tous les domaines et vous trouverez l'ennui, malgré tout ce que la vie la plus brillante peut offrir.

De tels ennuyés sont souvent fort instables et fort nomades ; ils veulent être où ils ne sont pas, aussi bien dans le temps que dans l'espace. Ils illustrent fort bien cette pensée de Pascal : « La nature nous rendant toujours malheureux en tous états, nos désirs nous figurent un état heureux, parce qu'ils joignent à l'état où nous sommes les plaisirs de l'état où nous ne sommes pas ; et quand nous arriverions à ces plaisirs nous ne serions pas heureux pour cela, parce que nous aurions d'autres désirs conformes à un nouvel état. »

Mais ces sujets ont une galerie et à force de jouer pour la galerie, ils finissent par se prendre à leur jeu, comme, suivant Saint-Marc Girardin, Hamlet devient réellement fou pour avoir joué la folie.

Voilà pour les chefs de file. L'on sait que l'adolescence est pour certains une période d'exaltation imaginative, d'exaltation de l'idée de leur propre moi. Voilà qui est suffisant pour constituer un noyau de sincérité à toute une légion d' « à la manière de », de snobs, tels que toutes les époques, et principalement les époques de crises, en ont connu, surtout parmi les inoccupés.

Comme l'a fort bien dit Brière de Boismont, Chrysostome, dans ses lettres à Stagyre, avait fort bien compris le cas et mis le remède à côté du mal. « Tu te plains de ta tristesse, disait-il à son spleenétique correspondant, commence par ne point l'aimer. » Et il ajoutait : « Fonde une famille, aie une profession. C'est là le conseil que l'on peut donner. » Nous pouvons ajouter que les chefs de file, plus encore que les séides trop dociles, ont manqué, dans leur famille, de cette affection, de cette profonde unité qui seule mérite le nom de foyer. Il suffit, pour s'en convaincre, de relire dans les *Mémoires d'Outre-Tombe* le récit des années d'enfance passées dans ce triste château de Combourg. En l'absence de ce contact familial, l'imagination égare les imaginatifs, qui demandent au roman intérieur ce que la réalité ne peut leur donner. Les ennuyés après tout ont donc quelque droit de l'être ; comme Rachel, comme Mme du Deffand, comme d'autres sujets du même genre, qu'il m'a été donné d'observer, ils ont souffert du mal de la solitude. L'état de crise, d'indécision de leur époque, avait supprimé les points fixes, les obstacles qui eussent pu imposer une barrière à leur imagination. On voit combien ces ennuyés sont proches parents de certains schizoïdes, de certains intériorisés que nous avons précédemment étudiés.

Ajoutons enfin que si, chez certains, l'ennui a pu

devenir une attitude chronique, il n'est chez beaucoup qu'une erreur passagère de jeunesse, que la vie se charge de rectifier. Les réels ennuyés sont bien rares à une époque aussi incertaine que la nôtre du point de vue économique. Elle a ses désœuvrés, mais ceux-ci n'ont même pas l'énergie de souffrir de leur désœuvrement ; trop de plaisirs suffisent à absorber ce qui leur tient lieu d'activité.

Ces quelques considérations ne se sont pas proposé de traiter la question dans son entier ; elles ne s'appliquent qu'à l'ennui de l'adolescent.

LES INHIBÉS ET LES ÉTRIQUÉS

Nous réunissons sous ce titre des individus très différents les uns des autres qui semblent gênés dans leur évolution par des inhibitions liées à des circonstances extérieures ou liées à leur propre fonds. C'est vers la puberté, c'est au cours de l'adolescence que la conduite et le comportement des inhibés tranchent le plus nettement sur ceux de leurs contemporains. Ces sujets ne peuvent prendre leur essor comme les autres. D'aucuns semblent des honteux, d'autres de véritables impuissants, conscients de leur infériorité, mais parfois aussi de certaines supériorités. C'est dire qu'ils ne sont pas des humbles, mais qu'ils se comportent plutôt comme des douteurs d'eux-mêmes.

Nous ne reviendrons pas dans cet ouvrage sur les psychasthéniques ni sur les scrupuleux, tout d'abord parce que nous avons déjà étudié la question et surtout parce que la psychasthénie, les obsessions, les impulsions vraies ont souvent précédé l'âge de l'adolescence. Avec les douteurs de soi-même, nous avions envisagé les timides.

Nous avons de même décrit sous le nom de décalés des sujets aux réactions psychiques con-

tradictoires et paradoxales, des ambivalents, pour
employer l'expression qui a fait fortune. L'un de
ces malades, on s'en souvient, était très attaché à
sa mère, qu'il rendait cependant responsable de
certaines monstruosités de son psychisme, d'où
également haine à son égard, retrait en soi-même,
schizoïdie, réactions des plus bizarres à la vie extérieure, ascétisme par moments, débauche à d'autres,
incompréhension totale de son propre psychisme ;
tantôt fière, tantôt profondément humiliée, à la
fois obstinée et suggestible à l'excès, son âme était
un véritable champ de bataille où triomphaient
tour à tour les inclinations les plus contraires.

Les inhibés, qu'il nous reste à étudier, peuvent
être, *grosso modo*, divisés en deux groupes : les uns
ont au plus profond d'eux-mêmes un vague sentiment de culpabilité ou d'infériorité dont ils sont
inconscients ; les autres, au point de vue de l'affectivité, sont ce que Laforgue a appelé des éternels
enfants ; parmi ces derniers les uns possèdent dans
une certaine mesure ce même sentiment vague de
culpabilité, les autres restent durant toute leur
vie purement et simplement ce que dans le langage
familier on appelle « les fifils à leur mère », d'autant
plus soumis, pourrait-on dire à la manière d'un para-
doxe, qu'ils la font passer par tous leurs caprices.

SENTIMENT DE CULPABILITÉ
ET D'INFÉRIORITÉ

Les sentiments de culpabilité et d'infériorité sont si inconscients et si méconnus chez de tels sujets qu'ils se présentent presque tous comme des hypochondriaques, c'est-à-dire comme des sujets exagérément préoccupés de leur santé ; ils raffinent sur leur état physique comme d'autres sur leur état d'âme ; du reste ces deux tendances ne sont pas incompatibles.

C'est dans ces conditions que venait nous consulter un courtier âgé de 30 ans. Là encore l'âge n'a rien qui nous empêche de publier son observation, puisque les renseignements pris nous apprennent qu'il ne s'est pas modifié depuis l'adolescence. S. du reste n'était pas venu directement nous voir ; il nous était adressé par notre collègue Jacquelin, qu'il avait consulté pour de prétendus troubles digestifs qui n'étaient en dernière analyse que des troubles d'ordre végétatif. Nous faisons abstraction de la céphalée, qui relevait d'un vice de la réfraction oculaire.

Le fond du caractère de S. est orgueilleux ; courtier en bijouterie, étranger, issu d'un milieu plutôt

modeste, assez mal éduqué, il voudrait jouer à
l'homme instruit et distingué. Il s'occupe fort bien
de ses affaires et ne manque pas d'un certain bon
sens, d'une certaine intelligence pratique ; il est très
fier de ses performances au jeu d'échecs. Et cependant il n'est pas content de lui ; il est envahi par
le doute métaphysique, il cherche le sens et la cause
de tout, il voudrait tout savoir, tout connaître,
mais c'est l'absolu qui le hante, comme s'il était
possible de trouver en une seule formule la clef de
l'univers. Cette formule le dispenserait des longues
études auxquelles il se sent inapte. En regardant
les bibliothèques de mon cabinet de consultation il
éprouve, dit-il, une véritable sensation de malaise :
que de choses il ne sait pas ! Cependant, ajoute-
t-il, il préfère ne pas les étudier « pour ne pas se
laisser influencer dans ses idées sur l'univers ».
Sa tête est donc perpétuellement en ébullition, et,
d'autre part à l'exemple de certains schizoïdes, il
est flatté de brasser tant d'idées. Toutefois il a assez
de bon sens pour saisir le néant de ses spéculations
et de ses fameuses idées métaphysiques. Il dit lui-
même qu'il se donne le vertige, qu'il est un être
artificiel au point de ne plus se sentir chez lui dans
sa propre pensée ; il n'est plus maître, dit-il, de son
propre cerveau. Il a adopté une allure de suffisance
tout en se sentant lui-même insuffisant ; il semble
qu'il manque une pierre angulaire à son édifice. Il se
contrôle sans cesse, car il a une vague notion d'être
mal éduqué, ce que son père est en toute franchise
et avec un naturel parfait. Le fils, avec des allures
de gentleman, fouillait discrètement dans les papiers

qui traînaient sur mon bureau. Plus logique avec lui-même, le père, que j'avais laissé au salon, écoutait à la porte de communication, sans aucune vergogne, je l'y trouvai collé lorsque je le priai d'entrer. Il n'en manifesta aucune gêne.

Au point de vue comportement sexuel, S. a de grands besoins sexuels puisque, dit-il, pour bien faire, il devrait avoir des rapports quatre fois par semaine. Il est peu sentimental avec ses maîtresses, sauf avec l'une d'elles qui, de son propre aveu, malgré sa beauté et son intelligence, lui en impose plus qu'elle ne l'attire. Mais, dit-il, jamais il n'a convoité ni détourné la femme du voisin, car, ce qui est parfaitement exact, il a un sens moral très droit et très affiné.

Il a de ses premières années des souvenirs très exacts ; son père m'a confirmé toutes ses assertions. Il a été souvent, dans son pays d'origine, inquiété par les pogroms et donne sur ce point les précisions les plus topiques, se souvenant de conversations entendues à son foyer dès sa plus tendre enfance. Tout était, dit son père, parfaitement exact.

Voici un souvenir qui me semble fort important dans son existence : il avait 4 ans lorsque sa bonne approcha sa verge de ses organes génitaux ; il en aurait éprouvé déjà une certaine sensation voluptueuse, dès l'âge de 5 ou 6 ans il aurait volontiers couru après des fillettes, mais ne le faisait guère, car il savait que ce n'était pas bien. Il avait donc déjà eu à cet âge à lutter contre lui-même, il se sentait déjà différent des autres ; il en était à la fois fier et inquiet, car il en gardait un certain sentiment de culpabilité.

A l'âge de 13 ans il a eu sa première éjaculation, mais s'est retenu, se croyant répréhensible. Il ne s'est jamais masturbé, parce que, disait-il, l'imagination lui suffisait ; il pouvait avoir avec quelque femme qu'il désirât, des rapports imaginatifs susceptibles d'aboutir à l'éjaculation.

Telle est donc la vie de ce curieux malade, vie un peu schizoïde, comme nous l'avons dit. Deux noyaux centraux, croyons-nous, l'un et l'autre ambivalent. Le noyau génésique est un sentiment de culpabilité précoce ; dès ses premières années il avait à lutter contre lui-même, il gardait ce souvenir des attouchements de sa bonne, de cette masturbation précoce. Mais à côté d'une certaine honte il éprouvait un certain orgueil de sa puissance génitale, une certaine exaltation continue, car « il restait toujours sur sa faim » et n'était pas susceptible de sublimer cette sexualité vers l'art.

D'autre part, il voulait avoir bonne opinion de lui-même, mais il sentait qu'il n'était au fond qu'un ignare et qu'un malappris. Il avait oublié de méditer « l'*Étape* » de Bourget. Cet équilibre instable dans lequel il avait constamment évolué épuisait sa résistance psychique. Jamais de repos, toujours une pénible inquiétude.

Comment se fait-il à présent qu'il présente un syndrome hypochondriaque ? Plusieurs raisons peuvent l'expliquer. Tout d'abord cette agitation intérieure avait produit un état vagotonique susceptible de déterminer des spasmes, que notre malade pouvait fort bien traiter comme un état organique. En second lieu, comme nous l'avons constaté chez des sujets présentant des idées de laideur, une maladie ou une tare physique représentent une solution élégante, un compromis assez commode ; l'idée d'insuffisance, de culpabilité, dont on peut être tenu pour responsable, est remplacée par la maladie, qui échappe à toute responsabilité de notre part. Assurément nous ne voulons pas dire que cette dérivation constitue une démarche spontanée, consciente et réfléchie. Ce glissement a pour théâtre la pénombre de l'inconscient.

Chez une autre malade, dont nous rappellerons brièvement l'observation, une cardiopathie chronique, datant de l'enfance, favorisait ce glissement, dont le sujet n'était point dupe. A ces symptômes se joignait également une rétropulsion du maxillaire, dont Pierre Robin a montré toute l'importance dans la pathogénie de certains syndromes vagaux. C'est encore pour des troubles d'ordre physique qu'elle est venue me consulter ; ce sont des palpitations, de l'angoisse, des symptômes de constriction, qui se surajoutent aux troubles que pourrait aisément expliquer son insuffisance mitrale, malgré sa compensation suffisante.

Eveline a toujours beaucoup admiré son père, qui était un homme fort intelligent et fort cultivé ; sa mère était beaucoup moins brillante et reprochait à sa fille de l'aimer beaucoup moins que son père.

Elle a été fort jalouse de sa sœur, plus jeune qu'elle de cinq ans et avec cela « beaucoup plus jolie ». Elle déclare franchément qu'à sa naissance elle aurait demandé qu'on la jetât dans le lac.

Dès son enfance elle a présenté un eczéma chronique et suintant qui la défigurait, elle se disait laide et croyait être un objet de répulsion ; ses fréquentes absences de l'école faisaient qu'elle était mal classée et se défiait de son peu de savoir. On s'occupait du reste peu d'elle dans sa famille ; elle vivait, dans son imagination, des histoires continuées où elle se voyait mère de nombreux enfants.

Elle eut vers l'âge de 19 ans un flirt sans suite, dont la rupture la chagrina. Elle eut plus tard une liaison avec un ami, qui avait pour elle une grande passion, qu'elle ne partageait qu'à moitié, mais, se croyant laide, elle s'en sentait flattée. Cette liaison, qui n'aboutit que longtemps après au mariage, lui donna à plusieurs reprises l'inquiétude d'être enceinte.

Voilà bien des causes de ce sentiment d'infériorité et de culpabilité, qui devaient plus tard se compliquer d'autres conflits, sur lesquels nous ne pouvons nous étendre.

Nous pourrions citer encore d'autres exemples du même genre, dans lesquels ces différents sentiments se traduisaient par une sorte d'inquiétude, d'inhibition continue avec syndrome hypochondriaque, pourrait-on dire de compensation. Plusieurs jalouses étudiées dans les précédents chapitres se trouveraient dans ce cas.

Hesnard a publié chez un jeune homme de 18 ans une observation d'état hypochondriaque, qui cachait également une idée de culpabilité. La psychanalyse démontra que l'onanisme était en cause ; le jeune homme s'y livra sans vergogne, comme à une habitude innocente, jusqu'au jour où il le considéra comme coupable et où un confesseur lui prédit une maladie terrible. Il était devenu frigide ; de plus il avait été, au cours de sa maladie, couvé par sa mère. Il eut donc honte de son sexe, et désira en être privé (complexe dit de castration). Hesnard, on le voit, a constaté le fait, mais il l'explique de façon différente ; nous ne contestons pas son interprétation, car nous n'avons pas la prétention de considérer la nôtre comme exclusive de toute autre. N'ayant vu les deux premiers malades qu'à titre épisodique, nous ne pouvons donner de résultats thérapeutiques.

L'école psychanalyste a apporté diverses observations, celle d'Allendy en particulier, dans lesquelles ce sentiment d'infériorité et de culpabilité s'accompagnait également de complexe de castration et même de tendances masochistes, sur lesquelles nous aurons à revenir.

C'est encore sous les traits de l'hypochondrie que Laforgue décrit ces « martyrs de la névrose » qui en imposent souvent pour des malades vraiment organiques et dont le complexe causal semble relever de causes analogues. Dans son remarquable rapport il n'apporte aucune des observations qui lui ont servi à édifier ce type clinique.

Nous ne croyons pas, comme l'école freudienne, que la sexualité soit toujours en cause ; d'autres ordres de conflits peuvent se montrer, ainsi que le montre l'exemple de nos deux malades chez lesquels d'autres causes s'ajoutaient à la sexualité.

Cependant on ne saurait nier en pareil cas l'influence de l'onanisme que trop souvent l'on flétrit outre mesure et auquel on attribue des conséquences morbides exagérées. Assurément il n'est pas à recommander, mais il ne faut pas se montrer trop sévère à son égard, sous peine de créer des troubles autrement importants. Dans son excellent ouvrage sur les délires d'interprétation à base sensitive Kretschmer étudie en série des adultes qui se sont cru pour cette raison épiés, boycottés « à juste titre du reste ». Nous avons nous-même suivi un malade dont les troubles ont débuté vers l'âge de 13 ans, le jour où il a cru que son vice se lisait sur son visage, qu'il exhalait une odeur de sperme. Il avait toute raison de se croire moins que beau, de là doute de lui-même et, à la longue, état cyclothymique, en rapport avec les opinions successivement favorables ou défavorables qu'il avait de lui-même. Il présentait naturellement, à titre épisodique, des idées hypochondriaques.

Cette hypochondrie de couverture mérite, à notre avis, une mention particulière.

LES ÉTERNELS ENFANTS

C'est ce nom qu'après Stahl, Laforgue donne à certains sujets dont l'affectivité est demeurée infantile, c'est-à-dire tyrannique et assez nettement égoïste ; la maman à laquelle elle s'adresse, souvent veuve précoce, a ouaté leur vie, les a gâtés, a écarté d'eux toutes les préoccupations, a nivelé pour eux toutes les aspérités qui eussent pu leur révéler un monde extérieur. Il semble que toute combativité, toute masculinité ait disparu de leur caractère et même de leur sexualité qui, comme l'a montré Laforgue, se borne à la masturbation ou s'oriente plutôt vers l'homosexualité, parfois même vers le masochisme. Il y a dévirilisation.

Ce n'est pas que ces malades soient des paresseux ; ils ont souvent fait de belles études ; quelques-uns ont même été des sujets brillants, mais la lutte n'est pas leur fort ; ils ne recherchent pas les situations de premier plan ; ils font d'excellents seconds parce qu'ils sont droits, éminemment consciencieux ; il reste en eux quelque chose d'étriqué, tant dans leur personnalité que dans leur existence. Ils aiment la vie un peu stéréotypée, les heures régulières : ils détestent le risque, ont un véritable culte de la sécurité et une véritable phobie de la fatigue. Il y a toujours en eux de l'hypochondriaque ; ils ont toujours quelque trouble digestif, quelque céphalée, bien que les examens objectifs soient presque constamment négatifs. C'est du reste pour des troubles somatiques de ce genre qu'ils viennent consulter.

N'est-ce pas là une ancienne habitude d'enfants gâtés, d'autant plus dorlotés qu'ils sont un peu souffrants ? une de ces malades avait pris dans son enfance l'habitude ainsi de se plaindre d'avoir mal à l'estomac, pour avoir de l'infusion de menthe dont elle raffolait. L'habitude lui était restée de se plaindre de troubles digestifs à chaque contrariété.

Leur affection, leur attachement, a quelque chose d'enfantin et d'égoïste. « Et que m'arriverait-il si elle mourait ? » disait un de mes malades à propos de sa mère.

Cependant, par un singulier retour des choses, certains reconnaissant le ridicule de cette situation, s'insurgent contre « la prétendue tyrannie de leur mère » qui n'en fait que plus leurs quatre volontés ! c'est une sorte d'ambivalence de leur sentiment. Et cependant ils aiment à couvrir leur responsabilité du verdict maternel. Un jeune sujet avait ainsi séduit une de ses cousines, qui vivait sous leur toit. La mère les surprend et chasse la jeune fille. Aucune réaction de la part de notre malade, qui s'incline sans résistance devant la volonté maternelle. Aucun remords d'abandonner cette jeune fille, qu'il a traitée véritablement comme un enfant traite un jouet. Je n'ai pu lui faire saisir l'odieux de sa conduite ; j'espère néanmoins qu'il le sentira un jour, car il est en train de faire de grands progrès ; il a conservé une situation qu'il voulait abandonner ; il a même accepté très spontanément de s'occuper d'un jeune homme que je lui avais confié. Il semble faire de grands pas dans la voie de l'altruisme ; sa vie s'élargit ; il a moins peur de la fatigue ; il s'est fait si bien apprécier dans la fabrique où il travaille comme ingénieur qu'il a obtenu un congé supplémentaire auquel il n'avait aucun droit. Il veut à toute force arriver à un poste de premier plan.

Dans le cas particulier, la mère était son humble servante. D'origine modeste, peu cultivée, elle admire son fils et s'efface complètement devant lui. Le père est mort lorsque notre malade était fort jeune, laissant sa famille dans une situation difficile. A force de travail et d'économie elle est parvenue à payer les études de son fils.

D'autres mères d'éternels enfants ont calfeutré la vie de leurs fils ; mais tout en étant « mamans gâteau » elles étaient autoritaires à leur manière ; leurs fils n'osaient prendre aucune liberté de peur de faire de la peine ; il leur fut très difficile de s'émanciper et encore ils ne le sont qu'incomplètement.

Ces sujets sont égoïstes, égocentristes à leur façon, mais n'ont pas l'égoïsme farouche des paranoïaques. Cette vie feutrée leur donne la phobie de l'existence ; ils gardent une impression de faiblesse, d'incapacité d'action sur la vie réelle ; ils sont devenus de véritables phobiques de l'action. La mère a

clos sur elle en quelque sorte le cycle de leur existence. Mais ils ne sont pas des égoïstes fonciers,
on peut par la rééducation les réhabituer à la vie.
Il leur a souvent manqué un père et s'ils trouvent
dans le médecin un conseiller qui leur est sympathique, ils se laissent assez aisément convaincre ;
ils font des efforts par sympathie et l'on est
étonné de rencontrer de la part de sujets qui
semblaient au premier abord des égoïstes, des
attentions fort délicates.

Laforgue range parmi les éternels enfants des
sujets à tendances philosophiques, très portés à
l'auto-analyse, susceptibles de captiver par la
séduction de leur intelligence, de leur sensibilité
ou de leur production artistique. La psychanalyse
lui a fait retrouver chez certains des remords datant
de l'enfance et dont ils portent inconsciemment
le poids : jalousie à l'égard d'un frère puîné dont
ils auraient désiré la mort. Nous n'avons pas rencontré ce cas, pour la bonne raison que la plupart
de nos malades étaient des enfants uniques.

CARACTÈRES PERVERS

Il est peu de questions qui aient autant évolué dans ces derniers temps que celle des caractères pervers. Longtemps il régna un véritable dogme de l'innéité du caractère pervers ; c'est dans cet esprit du reste que le Pr Dupré traita son remarquable rapport du congrès de Tunis (1910) et ses conclusions demeurent justifiées dans une large mesure. On pourrait dire que l'étude du caractère pervers a progressé par ses deux pôles : par son pôle organique et par son pôle psychique, qu'on ne saurait trop séparer, ainsi que nous l'avons établi dès nos premiers chapitres.

Nous ne faisons que rappeler brièvement ce qui touche au côté organique, puisque nous avons insisté sur ce point à propos de l'encéphalite épidémique d'une part, des tumeurs cérébrales de l'autre. Pour l'encéphalite même les travaux de ces dernières années sont particulièrement suggestifs, puisqu'ils révèlent que les troubles éthiques post-encéphalitiques ne se rencontrent guère en dehors de l'enfance et de l'adolescence, comme si à l'âge adulte, le sens moral, les instincts éthiques, étaient constitués et même définitivement constitués.

Un autre argument invoqué en faveur de la nature organique des perversions instinctives a été la fréquence de l'hérédo-syphilis parmi les pervers. Sans nous être livrés à des statistiques aussi importantes que celles de Laignel-Lavastine, d'Heuyer et de leurs élèves, nous admettons le fait, mais peut-être avec quelques réserves, car le nombre de pervers améliorés par le traitement spécifique demeure assez restreint : d'autre part, pourrait-on ajouter, l'hérédo-syphilis se présente souvent sans troubles d'ordre éthique. Nous sommes loin de nier le rôle de l'hérédo-syphilis, mais son importance nous semble encore sujette à révision.

L'argument de l'hérédité est, pourrait-on dire, à double tranchant, puisque rien ne dit que l'exemple ne suffise pas à lui seul sans l'adjonction de tares congénitales. C'est à ces idées qu'arrivent dans la majorité des cas les écoles psychanalystes et même l'école d'Adler, de Vienne. En effet, nombre d'analyses démontrent le caractère acquis des perversions et le rôle des conflits mis en lumière par les théories freudiennes ; Mme Morgenstein, ainsi qu'Anna Freud, la fille du maître viennois, se sont spécialement attachées à la psychanalyse de l'enfant. Nous n'insisterons pas sur ces faits, puisque notre ouvrage s'adresse exclusivement à l'adolescence, mais ces notions avaient leur intérêt, puisque le plus souvent ces perversions se transmettent intégralement de l'enfance à l'adolescence. Assurément, comme le fait remarquer Heuyer, dans un travail récent, les deux théories du caractère congénital d'une part, acquis dans le jeune âge d'autre part, ne s'excluent pas l'une et l'autre ; nous manquons de recul pour apprécier la fréquence relative des deux ordres de faits.

En revanche, l'adolescence connaît plutôt en propre les perversions instinctives qui se rencontrent à l'état isolé chez des sujets dont l'éthique demeure parfaite sur tout autre point. Mais avant d'entamer ce chapitre il est intéressant de revenir sur la nécessité d'un diagnostic précis, dans les perversions instinctives en général : nous avons, dans un ouvrage précédent, insisté sur ce point : cependant nous ne voudrions pas abandonner la question sans rappeler l'une des intéressantes observations du Professeur Claude et de Gilbert Robin :

« Lucien-Guy B..., âgé de 15 ans ½, présente depuis deux ans de l'instabilité professionnelle coïncidant avec un profond changement de caractère. Il est devenu moins doux, moins obéissant, méchant avec sa famille, bousculant sa grand'mère quand elle voulait le faire lever ; lui jouant des tours, cachant ses clefs, couchant nu sur son lit, refusant les aliments par intervallès. Il monte sur les arbres vêtu d'un caleçon de bain, couche une nuit dehors dans la neige, craignant que sa mère, qui était venue voir sa grand'mère, ne l'emmène avec elle.

Placé au patronage Rollet, où il a été examiné par le docteur Heuyer, il refuse de se lever, se révolte contre tout, refuse de répondre correctement, se montre insolent, ironique. « Mais je suis fou, je ne peux pas répondre. Consultez le procès-verbal » ricane-t-il. Enfin il fait la grève de la faim.

On l'interne à l'Asile Clinique. Il a l'air inaffectif, indifférent. Quand on l'interroge sur ses sentiments familiaux, il demande qu'on lui dicte la réponse qu'il doit fournir, puisqu'il est fou. Les propos sont brefs, cassants : « Oui monsieur, non, monsieur, certainement, monsieur. » Une ironie morbide les marque profondément. Il est très difficile d'obtenir des renseignements. Le malade est irritable, récalcitrant, distant, méprisant. « Je ne sais pas » répond-il parfois à tout ce qu'on lui demande. A d'autres moments « je me fous de tout ».

Par intervalles, des grimaces, des moues légères, des sourires à peine esquissés.

Il conserve les attitudes, a de l'acrocyanose, des troubles vaso-moteurs très accentués, de l'hyperhydrose palmaire. Il existe un hypospadias balanique. La voûte palatine est ogivale.

En présence de ces stigmates dégénératifs et du fond mental fait d'instabilité, de taquineries, d'irritabilité, le tout aggravé d'une indifférence progressive, avec opposition, refus d'aliments, etc... peut-être pouvions-nous penser que nous avions affaire à un pervers constitutionnel, chez lequel il fallait craindre un début de démence précoce. Or, l'examen plus prolongé du malade et les renseignements que nous avons recueillis nous ont incité à douter chez Lucien-Guy d'une constitution perverse ; mais si une évolution schizophrénique peut être envisagée, du moins faut-il, avant de porter ce diagnostic, essayer de le distinguer de réactions morbides plus ou moins volontaires, secondaires à un choc affectif.

Sans doute Lucien-Guy a toujours été sournois, renfermé, bien que doux et obéissant. Mais sont-ce là des tendances constitutionnelles ? En effet, d'après les renseignements fort sérieux que nous avait fournis la sœur même de la mère de Lucien-Guy, cette femme ne s'est jamais occupée de son fils. Elle ne l'a jamais aimé et c'est sa grand'mère qui l'a élevé. La mère, d'un caractère bizarre, a quitté il y a trois ans le domicile conjugal, en emmenant avec elle ses deux enfants plus jeunes et en laissant Lucien-Guy, né d'un premier lit, à son beau-père.

Or, Lucien-Guy ignorait tout de sa naissance. Un soir en septembre 1924, son beau-père, qui aimait bien cet enfant, mais qui, buveur et d'opinions politiques très avancées, l'emmenait dans des réunions fort orageuses, lui reprocha, au cours d'une scène d'ivresse, les 7 francs que Lucien-Guy lui coûtait par jour, et finit par lui jeter à la face qu'il n'était pas son père.

L'enfant refuse de continuer à vivre avec son beau-père et va se réfugier chez sa tante maternelle pour aller habiter par la suite chez sa grand'-mère, où, comme nous l'avons rapporté, il est devenu méchant, paresseux et instable.

Du reste, à l'asile, derrière son attitude défensive, ironique, ses sourires intentionnels de tromper l'entourage, nous avons de suite deviné l'affectation, l'outrance de son allure et le mobile affectif l'y poussant. Il répond à côté, fait le raisonneur, argumente, prend un point du discours et n'en démord pas, tire toutes les déductions d'une phrase anodine, biaise avec celles qui sont d'importance.

Il déclare qu'il a un secret, que cela ne regarde personne, qu'il ne dira rien. Son entêtement résiste à tout. Il avoue toutefois qu'il est devenu méfiant à la suite d'événements graves dont il ne veut pas parler. On peut le garder à l'asile. Il acceptera le sort qu'on voudra lui faire. Il est inaccessible aux menaces, aux bontés, jusqu'à ce que par intervalles une décharge affective involontaire vienne donner la preuve que l'affectivité veille sous une carapace. A ces moments il avoue qu'il désirerait sortir, travailler, mais à aucun prix il ne veut revenir auprès de sa mère ni de sa grand'mère. Il consentira à vivre avec son père.

Pour affirmer ses sentiments il veut changer de religion. Sa mère est catholique. Il a écrit à un pasteur qu'il désire embrasser le protestantisme. Le rejet familial est complet.

Par une logique tout affective, et qui du reste, dans une certaine mesure, se laisse concevoir par le raisonnement, Lucien-Guy en veut à sa vraie mère qui, par la légèreté de sa conduite, a commis la faute de sa naissance illégitime et ne tient pas rigueur à son beau-père. Les liens du sang servent à la haine au lieu de la détourner sur la tête de celui qui n'est pas son vrai père.

Pratiquement la situation est des plus délicates. La mère ne comprend rien à la maladie de son fils. Elle ne reconnaît pas le caractère morbide des troubles de son humeur. Cet enfant est foncièrement méchant, ne reconnaît pas les bontés qu'on a eues pour lui et doit rester enfermé. S'il quitte l'asile, elle fera tout pour l'y ramener. De plus elle déteste son mari, qui s'est créé un autre ménage irrégulier. Elle ne veut pas que son fils aille habiter avec un père indigne dont l'exemple serait déplorable pour lui. Le père lui-même est un alcoolique. A la rigueur il s'occuperait bien de son fils, mais il prend sans entrain cette détermination. »

Au sujet de cette observation, nous souscrivons aux conclusions des auteurs : « Il faut connaître de tels états, les retirer délibérément des cadres psychiatriques, stériles en leur fatalité, et les mettre à leur vraie place, parmi les psychoses affectives. Lucien-Guy n'est pas un dément précoce. Les éléments paranoïaques qui le distinguent sont acquis, motivés par un choc affectif. Certaines tendances constitutionnelles le désignaient sans doute à faire des troubles mentaux pour une cause qui n'eût pas impressionné un individu normal au point de vue héréditaire, mais ni la forme ni la couleur de la maladie actuelle n'existaient à l'état latent dans ces tendances. Ce sont pures créations. »

Nous ajouterons même cette interrogation : « Quel est l'individu sans tare ? » L'homme normal tel qu'on l'entend est un standard sans réplique dans la vie réelle et tout autant que la philosophie religieuse, la psychanalyse a été à cet égard une singulière école de modestie ; Freud communie avec Xavier de Maistre.

De nombreuses études ont été dans ces dernières années consacrées aux perversions instinctives d'ordre sexuel par les psychanalystes et par les biologistes. Le volume du Pr Marñaon insiste sur la fréquence des individus, pour ainsi dire, intersexuels, parmi lesquels les subnormaux seuls versent dans les perversions homosexuelles. Ces travaux n'apportent encore que des conclusions plus que provisoires; mais ce qui ressort le plus nettement des études psychanalytiques c'est qu'en dehors des malformations, des cas d'eunuchisme, d'androgynie, de gynandroïdie, les perversions sexuelles sont des accidents et non pas des tares congénitales, que les sujets qui en sont atteints ont présenté, en raison de certaines circonstances, des troubles de leur évolution instinctive, qui ont imposé une sorte de veto à leur sexualité normale. Les anathèmes lancés contre l'onanisme en particulier seraient souvent responsables de tels écarts, en faisant considérer la sexualité comme une tare honteuse ; nous n'insistons pas sur les autres processus psychiques, car il semble que la psychanalyse n'ait encore élucidé qu'une partie de la question et que les conclusions des études les plus récentes, Abraham, Odier, Solonika, Hesnard, Allendy, Laforgue, ne s'imposent pas encore dans leur ensemble : la discussion qui suivit le rapport d'Odier le démontre surabondamment ; le problème de ces perversions, de l'homo-sexualité en particulier, comporte encore bien des inconnues. Toutefois, il semble découler de ces nombreux travaux que ces perversions instinctives doivent être étudiées à part, en dehors des autres perversions qui figurent dans ce chapitre. Elles peuvent assurément s'associer à ces dernières, mais en revanche elles peuvent se montrer isolément, chez des sujets par ailleurs fort moraux.

CONCLUSIONS

Il est temps de tirer quelques conclusions pratiques de cet exposé qui peut, à juste titre, paraître fort décousu. Nous nous en excusons à nouveau, mais, comme nous le disions dans nos premiers chapitres, il ne pouvait en être autrement, puisque toute nomenclature des caractères est forcément artificielle, ainsi que le prouvent les excellentes études de Paulhan et de Malapert. Les tendances de ces travaux étaient plutôt statiques, en ce sens qu'un caractère semblait établi dès la naissance et qu'il suffisait d'en étudier la tranche pour en établir la formule.

Les tendances de ces dernières années, sous l'influence des psychanalystes en particulier, se montrent plus dynamistes : les troubles du caractère tiendraient à ce que le psychisme s'est, en raison de certaines circonstances, accroché, fixé à un des stades plus ou moins primitifs de son évolution. Ainsi Dromard considérait le caractère paranoïaque comme la norme du jeune enfant ; la paranoïa de l'adulte résulterait de la fixation définitive de la dite mentalité à ce stade infantile. Codet, Hesnard, Laforgue, Pichon, soutiennent une opinion du même genre. Une telle fixation, dans un ordre d'idées ou dans un autre, peut être l'œuvre d'un « complexe fortuit » datant souvent de la prime enfance. Ils ont raison dans un certain nombre de cas et au cours des précédents chapitres plusieurs observations montrent le bien-fondé de cette doctrine, qu'il ne faut appliquer néanmoins qu'avec un certain éclectisme. En effet, pour franchir les étapes qui conditionnent l'efflorescence complète d'un caractère, il faut que le psychisme possède en lui les ressources nécessaires. Une machine peut être arrêtée par l'obstacle qu'elle rencontre, mais aussi par le manque de combustible. Les deux conceptions s'appliquent donc chacune à des cas déterminés, soit isolément, soit solidairement. Nous avons essayé, dans un ouvrage antérieur, d'établir dans les différentes diathèses la part respective du congénital et de l'acquis; nous ne revenons pas sur ce point, envisagé à nouveau dans chacun des chapitres qui précèdent. Nous ne voudrions pas pourtant clore cette discussion sans dire un mot de la récente et suggestive théorie de Ferrère (de Genève).

Ferrère insiste sur le parallélisme du développement de l'individu et de celui de la société. La société passe par quatre stades. Le premier stade, dit sensoriel, correspond à l'isolement du sujet, dont toute l'activité tend à subvenir aux besoins immédiats de sa subsistance. Le second est caractérisé par un ordre établi, autoritaire, étroitement encadré, subordonné à un chef, ordre dans lequel l'individu compte peu et accomplit de son mieux et sans discussion la besogne qui lui est imposée. Le troisième stade, au contraire, correspond à une renaissance de l'individualisme, qui prend conscience de lui-même, se révolte contre l'ordre social, en discute les valeurs ; c'est une période d'anarchie relative, au cours de laquelle le sujet doué d'un esprit critique plus affiné et d'une plus grande confiance en ses propres lumières cherche un nouvel ordre des choses mieux adapté à ses tendances personnelles. On peut dire qu'il se cherche lui-même autant qu'il cherche la société. Systématique au début, cet esprit d'opposition s'assagit à mesure qu'il touche du doigt toutes les réalités. La confusion cesse et c'est durant le quatrième stade que, plus conscient d'autrui, des nécessités sociales et aussi de lui-même, le sujet, comme la société, arrive, par retouches successives, à un nouvel équilibre voisin d'un état définitif.

On comprend aisément que si les deux premiers stades représentent l'enfance de la société comme celle de l'individu, les deux derniers symbolisent fort bien l'adolescence évoluant vers la maturité et vers l'équilibre le plus parfait. Certains caractères dits pathologiques (disons plutôt défectueux) résulteraient donc d'arrêts dans l'évolution. Ceux qui s'arrêtent au premier stade sont les égoïstes, les esprits vulgaires prisonniers de leurs besoins les plus immédiats, pour qui l'étalon est le plaisir ou la peine dans leurs formes les plus élémentaires. Ils constituent, d'après Ferrère, un bon quart de l'humanité. Au second stade ce sont lesdits conventionnels (environ 55 à 60 %) amis des cadres et de l'ordre établis attachés aux formules extérieures, ceux que l'on prend par l'avancement et la décoration, esprits à courte vue, aux horizons étroits, assez comparables à M. Imbu immortalisé par Jehan Rictus, plus étroits même que le classique Joseph Prudhomme.

Le troisième stade (12 % environ) correspond à ces intuitifs, enthousiastes, souvent généreux, aux horizons larges, idéalistes, parfois même utopistes ; ils représentent l'image des premiers stades de l'adolescence, dont le couronnement serait représenté par le type raisonnable. Sous ce nom l'auteur n'entend nullement les sages débonnaires, mais par exemple les savants, les chercheurs, les organisateurs, aussi conscients de leurs desiderata que des points fixes représentés par les réalités extérieures.

Cette théorie est fort séduisante, d'autant que dans l'évolution de l'individu l'auteur ne fait pas état des seuls obstacles extérieurs. Assurément ces cadres généraux répondent à une idée générale des plus intéressantes, mais dont il serait trop facile d'abuser. Sans négliger les insuffisances individuelles, elle ne leur attribue pas toute l'importance qu'elles méritent.

Les tendances dynamiques de l'époque actuelle ont une valeur considérable du point de vue pragmatique, puisqu'elles nous délivrent du fatalisme. Nous avons montré antérieurement dans quelles circonstances le fatalisme se trouvait encore malheureusement trop de mise, bien que dans ces domaines, notamment dans ceux des perversions instinctives et de la paranoïa, les travaux de ces dernières années aient apporté quelques lueurs d'espoir. Voyons à présent de façon plus concrète comment et jusqu'à quel point on peut agir sur les troubles affectifs de l'adolescence.

*
* *

Nous serons très brefs sur la question des troubles liés aux lésions organiques. La première condition est d'en faire un diagnostic précis à l'aide de tous les procédés d'investigation dont dispose la science actuelle ; or, pour en poser le diagnostic, il faut avoir toujours l'attention attirée sur elles : tumeur cérébrale, encéphalite épidémique ou autre dont la séméiologie psychique domine souvent la scène et dont les symptômes physiques peuvent passer au second plan. Ne pas oublier non plus la syphilis cérébrale, ni les syndromes endocriniens plus ou moins frustes.

Nous revenons encore sur la fréquence des diagnostics erronés de démence précoce, contre lesquels il faut être soigneusement averti. La démence précoce est parfois extrêmement fruste. On peut la méconnaître, ce qui n'a à notre avis qu'une importance relative ; on a tenté, dans ce cas, en pure perte un traitement physico-psychique ; et toutefois, ce diagnostic confirmé, il faut encore considérer cette maladie comme un syndrome plutôt que comme une entité morbide, c'est-à-dire qu'il faut se demander si ce syndrome ne représenterait pas une séquelle de syphilis ou d'encéphalite, justiciable comme telle d'une thérapeutique médicamenteuse étiologique. Même dans ces conditions, les résultats sont fort douteux, mais les quelques succès incontestables enregistrés par la littérature médicale doivent encourager à l'action : on ne risque rien d'essayer.

Ce qui est plus grave, c'est de considérer comme une démence précoce ou une schizophrénie, c'est-à-dire d'abandonner aux lois de la pesanteur, une affection parfaitement curable, qui n'a rien à faire avec la maladie de Kahlbaum. Les observations de Faure-Beaulieu, les observations, que nous avons publiées dans le cours même de ces chapitres, ainsi que celles de bon nombre d'auteurs, éparses dans la littérature, montrent avec quelle prudence il faut porter un tel diagnostic.

Rappelons que, dans certains cas de perversion instinctive, le traitement antisyphilitique aurait donné quelques succès.

Disons un mot de l'opothérapie qui a donné des résultats intéressants entre les mains de Léopold Lévi, qui considère certains troubles du caractère comme liés à des dysfonctionnements glandulaires. C'est là un point acquis dans les déficits où des hyperfonctionnements marqués accompagnent des signes somatiques, des stigmates fonctionnels incontestables. Mais il est des syndromes frustes qui réagiraient surtout suivant une formule psychique. A la lenteur et à l'apathie classiques des hypothyroïdiens s'oppose la nervosité, l'émotivité, les insomnies, l'instabilité, le caractère coléreux des hyperthyroïdiens. Les hypopituitaires seraient à la fois pusillanimes, impulsifs et querelleurs, les hyperpituitaires seraient des fermes, des agressifs, etc....

Ces indications ont une importance considérable au moment de la puberté, qui met à une si rude épreuve l'équilibre glandulaire. Bien des travaux, en particulier ceux du Pr Hutinel, ont insisté sur la fréquence de la syphilis et notamment de l'hérédo-syphilis dans les syndromes pluriglandulaires. Nous renvoyons pour cette étude à l'intéressant volume du Pr Nobécourt, paru dans cette même collection.

Nous insistons également sur l'importance des équilibres végétatifs dans les troubles du caractère de l'adolescent ; notons toutefois leur solidarité avec les troubles-endocriniens et rappelons que ces deux ordres de troubles appartiennent aussi bien aux affections organiques qu'aux affections dites non organiques.

*
* *

Si, abandonnant le côté purement organique, nous abordons le côté plus particulièrement psychique, il est facile de se rendre compte que la première condition du traitement consiste à savoir comment sont survenus ces troubles du caractère, si troubles du caractère il y a. Cette restriction s'impose puisqu'il n'existe pas une norme du caractère et que certains tours d'esprit peuvent paraître anormaux à certains milieux. En pratique, cela n'a pas une importance considérable, car le caractère pathologique de certains troubles échappe à l'entourage, qui incrimine plutôt la mauvaise volonté, le mauvais esprit et lui applique les valeurs de son propre esprit.

Les observations qui figurent en détail au cours des différents chapitres peuvent à notre avis servir de directives ; si chaque sujet garde une incontestable individualité, certaines réactions plus ou moins similaires ou identiques témoignent d'incidents analogues, atteignant des psychismes assez voisins à part une certaine équation personnelle, dont il faut néanmoins tenir le plus grand compte. Je me souviens d'avoir ainsi beaucoup étonné les élèves du service le jour où j'ai examiné pour la première fois Mme W..., dont j'ai apporté l'observation au chapitre des dilettantes de la vie. Après bien des réticences, elle arriva à me conter sa vision de ses parents gisant sanglants sur le plancher de leur chambre. Aussitôt le souvenir de l'épisode de Gœthe, de malades antérieurs, m'orienta vers l'hypothèse d'une jalousie à l'adresse d'un plus jeune frère, et d'emblée je tombai sur le diagnostic. De même chez la plupart des schizoïdes que j'avais interrogés, chez la plupart des scrupuleux, les conditions de vie familiale, le fond mental du sujet, s'étaient montrés assez voisins pour me permettre de les deviner assez aisément. Mais, encore une fois, loin de moi l'intention de standardiser ici les cas, car ce serait m'exposer aux plus graves mécomptes. Si je me trouve de la sorte assez vite orienté, je ne néglige pas de compléter par

la suite mon investigation psychopathologique ;
je perds moins de temps que si je n'étais pas
orienté ; les marches d'approche sont fort sim-
plifiées, ce qui est un point fort important dans
les cas qui nous occupent, car ainsi le contact
entre le malade et le médecin s'établit plus rapidement et plus sûrement : dès que le malade se sent
compris, il cesse de se défier, et sa cure en tire
le plus grand profit. Rien n'est pénible, dans les
débuts, comme ces tâtonnements, ainsi que le montre
le grand nombre de ceux qui sont rebutés des len-
teurs de la cure psychanalytique. Du reste les psychanalystes avertis par une longue expérience, tout
en restant fidèles à la technique freudienne, ne
manquent pas de couper ainsi au court, dès qu'ils
sont orientés. Cette méthode a du reste apporté
bien des clefs à ces diagnostics et prise au sens large
elle n'est pas au bout de ses enseignements.

Elle nous a montré en particulier qu'au point de
vue curabilité, les psychoses, les troubles du caractère liés à des complexes datant de l'enfance, sont
beaucoup plus tenaces que ceux qui sont acciden-
tels et datent par exemple de l'adolescence. La
fillette de 14 ans (v. p. 73) qui semblait atteinte de
démence précoce a guéri très rapidement, dès que
nous avons pu mettre au jour les causes profondes de
ses troubles. La guérison s'est maintenue, guérison
complète, comme nous avons pu nous en assurer.
Au contraire ce jeune homme qui a fait cinq tentatives de suicide, malgré ses bonnes dispositions
actuelles, ne peut être considéré comme guéri. Et
pourtant, suivant l'expression freudienne, nous

avons déchiffré tous ses complexes ; nous avons pu en retracer la trajectoire à travers toute son existence. Lui-même est conscient de ces erreurs, qu'il avait depuis longtemps rectifiées de façon spontanée. Et cependant il se conduit comme s'il ne les avait pas rectifiées, comme si ses erreurs avaient imprimé un faux pli à son psychisme. Ajoutons toutefois que malgré les déceptions qu'il a pu nous causer (déceptions attendues, pouvons-nous dire), nous ne désespérons pas de lui, car bien des erreurs, des incompréhensions de l'entourage ont eu leur influence sur ces récidives. Si l'on agit assez facilement sur un tel sujet, il est plus difficile d'éviter certaines influences extérieures, qui malgré leur excellentes intentions sont souvent fort nocives. Une autre question subsiste encore : on verrait fort bien ce qui lui conviendrait, mais les circonstances extérieures empêchent de le réaliser. Il serait heureux de pouvoir être aidé dans des cas de ce genre : les bonnes volontés ne manquent pas, mais leur groupement demeure fort difficile.

Dans ce dernier cas, comme dans celui des schizoïdes, des dilettantes de la vie, on ne peut se flatter de rectifier en un temps relativement court des processus qui ont mis des années à s'établir, sous la triple poussée du naturel, de l'entourage et des circonstances, car si nous attribuons une importance considérable aux incidents de la vie, au milieu, nous ne voulons pas affirmer que le sujet part du zéro, ou plutôt que tout être humain parte d'un même point. La majorité des malades dont nous avons rapporté les observations n'étaient pas des primitifs : ils étaient doués d'une certaine intelligence, capables de penser, de sentir, faux, mais capables de penser et de sentir : c'étaient dès mentalités compliquées de civilisés. Un psychisme s'altère d'autant plus facilement qu'il est plus délicat ; et même, dans leur état actuel, les malades n'étaient pas dépourvus de certaines délicatesses, ainsi qu'on a pu s'en rendre compte par la lecture des observations précitées. Ce qu'il faut, c'est donc remonter un courant, faire comprendre au sujet dans la mesure du possible où il s'est trompé. Mais comme le démontrent bien des cas, comprendre ne suffit pas ; l'intellect ne réussit pas toujours à entraîner l'affectif dans son sillage. Que de scrupuleux, par exemple, vous disent en substance : « Ma raison m'absout, mais mon affectif me condamne ». Le pronostic et le traitement doivent donc varier avec chaque malade ; le traitement doit être en quelque sorte le négatif de l'évolution ; il portera assez peu sur les dispositions natives, mais principalement sur l'acquis en raison inverse de son ancienneté. Les résultats sont loin d'être négligeables, qu'on emploie, pour démêler les causes, la psychanalyse ou toute autre directive du genre de celles que nous venons de proposer. En l'état actuel de nos connaissances, en présence du peu d'homogénéité des cas ainsi considérés, il est fort difficile d'établir des statistiques ; toutefois, surtout dans les cas dont le début remonte à l'enfance, les échecs tant des méthodes psychanalytiques que des autres méthodes sont loin d'être rares, à telle enseigne qu'il vaut mieux prévenir que courir. Les observations que nous avons réunies dans ce travail montrent que ce n'est pas là chose impossible, car bien des troubles du caractère tiennent pour une bonne part à l'incompréhension, à des erreurs éducatives de la part du milieu et en particulier des parents.

***

Reprenons donc la division, que nous avons maintes fois établie au cours de ce travail, celle des psychoses antérieures à l'adolescence et des psychoses affectives, des troubles du caractère, qui datent de l'adolescence. Nous n'insisterons pas sur les premières, car elles sortent du cadre de notre étude, et d'autre part elles ont été discutées dans notre ouvrage relatif aux psychoses évitables. Nous y avons décrit le rôle de l'éducation autoritaire si fréquente dans les antécédents des psychasthéniques et des scrupuleux, de l'incompréhension des parents qui isolent l'enfant pour en faire un futur schizoïde. Nous avons dit ce que nous pensions de ces conceptions éducatives qui ressemblent plus à un dressage qu'à la formation d'un être humain. Nous avons montré que la seule conception éducative digne de ce nom est celle de la confiance mutuelle des parents et des enfants, l'enfant n'ayant pas de meilleurs confidents que ses parents. Pour diriger un enfant, il faut connaître ses pensées ; l'observation de ce jeune homme que nous avons rappelée à chaque instant illustre suffisamment les ravages que peut

exercer sur toute la vie une de ces idées erronées,
si fréquentes chez l'enfant, si faciles à extirper
lorsqu'elles peuvent être immédiatement corrigées,
si tenaces lorsqu'elles s'ancrent en lui. Les
ouvrages freudiens en particulier sont pleins de
ces exemples d'idées erronées, qui avaient chez l'enfant pris force de loi. Freud et ses élèves insistent
non sans raison sur les psychoses dont le point
de départ a été la masturbation ou plutôt les menaces que l'on a faites à l'enfant à l'occasion de la
masturbation et également la flétrissure exagérée
que l'on imprime à cette mauvaise habitude, au
point de faire croire au masturbateur qu'il était
réellement un stigmatisé. C'est vers la fin de la
seconde enfance, c'est vers le début de l'adolescence
que débutent de telles psychoses, qui conditionnent
souvent ces caractères timorés ou scrupuleux. Nous
avons nous-même observé des cas de ce genre, mais
peut-être moins souvent que ne le laisserait supposer l'école psychanalytique.

Avec l'adolescence, le cap dangereux est loin
d'être doublé, puisque l'adolescence détermine
l'efflorescence de nouveaux instincts, provoque
de nouveaux déséquilibres endocriniens, susceptibles de jeter le trouble dans l'âme du jeune
sujet s'il n'est pas guidé avec le tact et le doigté
nécessaires, s'il n'a pas en sa famille toute la confiance désirable pour lui livrer ses doutes, dont il
a souvent comme une fausse honte.

On parle beaucoup de cet esprit frondeur de
l'adolescent, mais cette assurance, comme nous le
disions plus haut, est faite en grande partie de

doute de soi-même : plus encore que l'enfant, l'adolescent doit se sentir chez lui dans sa famille. Or, que de jeunes gens, dans les familles en apparence les plus droites et les plus unies, sont réellement des isolés ! combien parmi eux souffrent de la carence paternelle ou maternelle ! Ce n'est pas que les parents ne les aiment pas, mais le plus souvent, ils les aiment à leur façon, ils les veulent conformes à leur schéma, à leur idéal. Dans ces conditions, que fait le jeune sujet ? Ou bien il est annihilé, ou bien il ne persévère que plus opiniâtrement dans son être et reste définitivement attaché aux idées les plus erronées. Il fait, suivant l'expression freudienne, du narcissisme. Les observations des chapitres précédents sont à cet égard fort démonstratives. Un adolescent se gouverne, en effet, par le tact et la confiance ; les méthodes de contrainte, si elles peuvent encore, à titre exceptionnel, être tolérées dans l'éducation du jeune enfant, ne doivent plus même être envisagées chez l'adolescent. L'adolescent demande à être éclairé ; mais en l'espèce les parents ne recueillent le plus souvent que la confiance qu'ils méritent ; à moins d'avoir affaire à des enfants notoirement vicieux ou notoirement paranoïaques bien avant l'adolescence ils sont jugés par eux et presque toujours fort justement. Il en coûte souvent à l'enfant de porter un jugement défavorable, qui peut être le point de départ de scrupules particulièrement tenaces. Il est des phrases, des attitudes qui ont choqué et dont il est d'autant plus difficile de réparer l'effet que les enfants n'accusent pas le coup.

D'autre part, pour ne pas se sentir isolé, il faut que l'adolescent participe à la vie de la famille ; s'il faut lui éviter la confidence de certaines difficultés, il est néanmoins souhaitable qu'il ne soit pas tenu à l'écart de certaines préoccupations. C'est une occasion de discuter et de rectifier certains de ses jugements. Il ne faut pas oublier que la majeure partie des adolescents a besoin d'expansion et que dans la plupart des cas la dissimulation n'est pas foncière : elle est provoquée par des malentendus avec la famille.

Il doit tout d'abord être averti de ses instincts nouveaux ; la question de l'éducation sexuelle en particulier est à l'ordre du jour des préoccupations de l'heure. Sa nécessité ne fait de doute pour personne, car l'incompréhension si fréquente du jeune homme et surtout de la jeune fille sur ce point donne lieu à de bien douloureuses ruminations. Nous en avons fourni un aperçu à propos des différentes psychoses dites « de masturbation » sur lesquelles nous nous sommes expliqué précédemment. Rappelons également certaines phobies dues à des idées erronées sur la sexualité et sur les rapports sexuels (les rapports sexuels considérés comme une déglutition, comme une mutilation, comme une opération sanglante, etc... dont l'école freudienne a donné de nombreux exemples. Peut-être est-il moins exceptionnel qu'on ne le croit de voir considérer la tendresse amoureuse comme un sentiment coupable. Assurément les adolescents et surtout les adolescentes sont plus avertis sur ce point que leurs aînés ; toutefois combien parmi celles qui croient tout savoir ne savent rien ou n'ont sur la question que des idées erronées. Il est de ces ingénuités qui semblent dater de fort loin et qui ne datent que d'hier. Voici un cas authentique : Un père fort inquiet de la mauvaise mine de sa fille et de son air préoccupé et absent, l'envoie à son directeur, vieillard fort avisé. Elle lui avoue d'emblée qu'elle est enceinte. En faisant préciser cette confidence le directeur comprend que tout s'était borné à un baiser des plus chastes ; il renvoie à ses parents la jeune fille entièrement rassurée, et peut-être plus instruite.

L'éducation sexuelle est donc utile, elle doit être faite à son heure, de peur d'une initiation trop brutale et parfois trop répugnante. On peut dire beaucoup de choses lorsque l'on sait les dire et à cet égard l'ouvrage du P. Wautier d'Aygalliers sur les disciplines du mariage constitue à notre avis un modèle du genre. Une question reste à discuter : où, quand et comment faut-il l'entreprendre ? La leçon faite au lycée par le médecin du lycée ou un des professeurs de sciences naturelles peut se défendre. Malgré toute la familiarité possible de l'entretien, cette initiation semble un peu solennelle, un peu administrative. Mieux vaut à mon avis profiter d'une occasion pour soulever discrètement la question et la traiter soit partiellement, soit intégralement, suivant les réactions provoquées dans la classe. Bien des œuvres littéraires peuvent servir de prétexte, de même plus tard bien des questions de psychologie ou de sciences naturelles. L'idéal assurément serait que la famille s'en chargeât, mais tous les parents seraient-ils susceptibles d'y mettre les formes voulues ? Voilà pourquoi je me rangerais à la formule qui chargerait le corps enseignant de l'éducation sexuelle, sans en faire l'objet d'un enseignement spécial donné à jour et heures fixés d'avance. Rien n'empêche la famille d'anticiper sur l'école ou de remettre au point certaines idées fausses résultant de la compréhension insuffisante du maître.

Mais que dire dans ces leçons, quelles conclusions apporter ? Pour les jeunes filles, rien de plus facile : il suffit de les avertir sagement et prudemment, et de leur conseiller l'abstinence avant le mariage ; de leur prêcher à cet égard la sévérité pour elles-mêmes, l'indulgence pour autrui. Pour les jeunes gens le problème est assurément plus complexe ; le mariage précoce, quand il est possible, est à conseiller ; il vaut mieux à coup sûr que le libertinage. Mais le mariage sous quelles espèces ? C'est là que le rôle du maître devient délicat, car il risque de heurter les idées que les familles professent sur cette importante question, idées souvent bien paradoxales. Je me rappelle la mère d'une adolescente débile, me demandant de développer son intelligence « suffisamment pour qu'on puisse la marier ». Ces idées erronées sur le mariage, dans leur application, causent bien des désastres dans l'affectivité des jeunes filles en particulier ; or cette question entre en plein dans notre sujet, puisque bien des jeunes filles se marient encore adolescentes. Le beau mariage, dont se louent les familles, ne tient pas toujours ses promesses, surtout lorsque ses qualités sont principalement des qualités matérielles ou des qualités de convenance. Tout a été dit sur ce point, qu'il serait trop long de reprendre dans toutes ses conséquences.

Ce que l'on peut dire à l'éloge de l'époque actuelle, c'est qu'elle a permis à la femme de garder son indépendance par le travail et qu'elle a cessé de faire pour elle du mariage une nécessité vitale, susceptible de lui faire accepter n'importe quelle union plutôt que le célibat.

*
*   *

La sexualité n'est pas le tout de la période juvénile ; cette exubérance, ce trop-plein de la vie et des idées, cette facilité à se payer de mots, ces tendances extrémistes, cette *contemplio temporis acti* demandent à être pris à leur juste valeur, car l'adolescent lui-même n'en est pas toujours dupe. Ils se fortifient par une réaction intempestive comme par une sotte admiration ; leur discussion aimable, souriante, suffisante à prouver qu'on ne les partage pas, tout en laissant au temps et à la vie le soin de les corriger, semble la meilleure tactique à leur égard. Ce sont souvent des feux de paille qu'il faut laisser s'éteindre d'eux-mêmes. Il ne faut pas gaspiller sottement son crédit à se battre contre des moulins à vent, il faut conserver à tout prix la confiance et le plain-pied, car ce n'est qu'à ce prix que l'adolescent confie ses perplexités, sollicite les conseils qu'il

faut lui donner, en tenant compte de sa mentalité
juvénile. Une bonne précaution en l'espèce est de
garder soi-même une certaine fraîcheur de pensée
et de sentiment. Voilà la seule coquetterie permise
à l'âge mûr et à la vieillesse : c'est aussi la plus
seyante. Comment comprendre un jeune homme
lorsque l'on s'est soi-même précocement dessé-
ché ? L'adolescent s'est toujours ri des pédants de
toutes les époques ; nous ne saurions l'en blâmer.
Il ne faut pas le froisser ni le censurer sans nécessité, mais il faut l'éclairer dès qu'il le sollicite.
Il a trop besoin de parents dignes de ce nom pour
ne pas avoir recours à eux et la carence familiale
est pour lui une trop dure épreuve. Je rappelle le
cas de cette jeune fille, fort attachée à son père,
qui abandonna le foyer lorsqu'elle était encore
enfant. Ce père était plus intelligent, plus sédui-
sant que la mère, fort droite et fort austère. La
fillette éprouva fort douloureusement cette carence,
aimant à retrouver les lieux où son père l'emmenait
promener autrefois. Elle sait fort bien, puisqu'il
est remarié, qu'il n'y a plus rien à attendre, mais
elle ne réalise pas la situation et affectivement
elle ne peut s'empêcher d'espérer ce retour.
Gabrielle souffrait elle aussi de cette carence paternelle.

Nous disons ici aussi bien carence paternelle que
carence maternelle : car l'action des parents doit
être solidaire ; chacun d'eux a sa part, mais sa part
indistincte dans l'évolution du jeune sujet : la
femme peut aussi bien comprendre les sentiments
d'un jeune homme qu'un père peut pénétrer toutes

les délicatesses de l'âme de sa fille. Ni l'un ni l'autre n'ont fait leur devoir s'ils se sont bornés aux intérêts matériels et économiques du ménage. Lorsque l'un d'eux vient à disparaître, l'autre doit être en état de le suppléer, ce qui se voit encore assez couramment dans notre société, à quelque classe que l'on s'adresse.

Nous nous sommes volontairement borné à des indications d'ordre général. Dans quelle mesure cette prophylaxie éducative arrivera-t-elle à diminuer les divers troubles du caractère ? Dans une très large mesure, nous le croyons ; dans la mesure, comme nous le disions à la fin de notre dernier ouvrage, où l'on évite tout ce qui est évitable. Parviendra-t-on de la sorte à diminuer la délinquence juvénile ? La question est particulièrement complexe. Les examens faits sur une grande échelle dans les prisons par Heuyer, par Roubinovitch, semblent démontrer que la majorité des délinquants appartiennent non seulement au groupe des vicieux, sur lesquels l'éducation a fort peu de prise, mais à des groupes morbides divers souvent organiques. Il faut également faire la part des débiles, souvent suggestibles, qui représentent le contingent des comparses, facilement intimidables et facilement amendables, à la condition d'être bien encadrés.

Parmi les délits féminins, la prostitution est un des plus fréquents, des plus importants. A côté des prostituées épisodiques, faciles à relever, se placent les vicieuses profondes et les paresseuses si l'on peut dire constitutionnelles. Si ce deuxième groupe forme un contingent pour ainsi dire irréductible, les deux premiers sont appelés à se réduire considérablement avec une assistance sociale bien entendue.

Les conclusions que nous apportons se résument donc en ces quelques propositions :

Les troubles affectifs et les troubles du caractère chez les adolescents sont les uns organiques, les autres non organiques (ce qui n'élimine pas de ce groupe les modifications de l'appareil endocrino-végétatif).

La curabilité, l'évolution des premiers est liée à celle de l'affection inductrice, qui comporte ou non un traitement spécifique ou des traitements symptomatiques. Le diagnostic devra être établi avec le plus grand soin, en s'aidant de toutes les ressources dont disposent les sciences biologiques actuelles.

Pour les seconds, il faut faire la part de ces modifications endocrino-végétatives, dont il convient de déterminer la formule et qu'il faut attaquer par les traitements chimiques, opothérapiques ou physiothérapiques appropriés. Dans leur diagnostic psychologique ou psychiatrique, on s'attachera plutôt aux causes intimes, aux causes profondes, qu'à la formule clinique. C'est sur ces causes que devra porter l'effort du thérapeute ; si parfois dans les troubles affectifs de date récente la révélation de la ou des causes déclanche d'emblée la guérison, plus souvent elle doit être suivie d'une rééducation laborieuse, qui mette le sujet à l'abri des causes qui ont pu le meurtrir. Cette dernière partie du programme n'est pas toujours facile à réaliser et souvent la déformation est trop profonde, fait trop intégralement partie de la personnalité du sujet pour pouvoir être corrigée ; toute amélioration doit être prise en considération, car, quoi qu'il advienne, le fait pour le sujet d'être compris, de ne plus se sentir seul avec lui-même lui apporte déjà un grand réconfort.

Nous croyons enfin, et la plupart de nos observations le prouvent, que bien des troubles affectifs de l'adolescence sont dus, partiellement ou intégralement, à des erreurs éducatives, à des maladresses, à des incompréhensions de l'entourage. La prophylaxie éducative constituerait à notre avis l'un des agents thérapeutiques les plus puissants.

TABLE DES MATIÈRES

Établissements André Brulliard, Saint-Dizier (Haute-Marne).—1930

BIBLIOTHÈQUE DES CONNAISSANCES MÉDICALES

Format in-18 jésus

Dr APERT
Médecin de l'hôpital des Enfants Malades
Vaccins et sérums 7 50
Les jumeaux. Illustré . . . 7 50

Dr L. BABONNEIX, Médecin de la Charité
Les chorées. Illustré . . . . 12 »

Dr Germain BLECHMANN
Ex-Chef de clinique à la Faculté
Les péricardites aigües. Ill. 10 »

Dr M. BRELET
Prof. à l'École de médecine de Nantes
La scarlatine. 7 50

Dr F. CATHELIN
Chirurgien en chef de l'hôpital d'Urologie,
ancien Chef de clinique de la Faculté
La tuberculose rénale chronique
Illustré 7 50

Dr R. CESTAN
Médecin des hôpitaux
Prof. de clinique à la Faculté de Toulouse
Les épilepsies 7 50

Dr DUBREUIL-CHAMBARDEL
Les scolioses. Illustré . . . 10 »
Les variations du corps humain.
Illustré . . . . 10 »

Dr A. DUCOURNAU
Chef de clinique à l'École de Stomatologie
Dents et maux de dents.
Illustré 7 50

Dr DUHEM, Chef du laboratoire de radiologie de l'hôpital des Enfants Malades
L'emploi des Rayons X en
médecine. Illustré. . . . . 10 »

Dr H. FEUILLADE, Médecin-Directeur de la clinique médicale d'Ecully
Conseils aux nerveux et à leur
entourage . . . . 12 »

Dr L. JAUBERT
Médecin de l'hôpital Renée Sabran
La cure de soleil. Illustré . . 12 »

Dr LANCE, Assistant d'orthopédie à l'hôpital des Enfants Malades
La tuberculose vertébrale, Mal de
Pott. Illustré. . . . . . 10 »

Dr P. LE DAMANY, Professeur à l'École de médecine de Rennes
La luxation congénitale de la
hanche. Illustré. . . . . . 10 »

Dr Camille LIAN, Médecin des hôpitaux
et Dr André FINOT, ancien Interne
de l'Ass. Publ. de Paris
L'hypertension artérielle. Illustré
(3e édition) . . . . 12 »

Dr Marcel NATHAN
Ancien Chef de clinique de la Faculté
Ancien Interne des Hôpitaux
Les psychoses évitables. . . 12 »
Troubles juvéniles de l'affectivité
et du caractère . . . . . 12 »

Dr P. NOBÉCOURT
Médecin de l'hôpital des Enfants Malades
Les syndromes endocriniens dans
l'enfance et la jeunesse. Ill. 10 »

Dr Maurice PERRIN, Professeur à la Faculté de médecine de Nancy, et Dr Paul MATHIEU, ancien Interne des hôpitaux de Nancy
Les eaux minérales. Illustré. 9 »
L'obésité. 7 50

Dr RATHERY, Professeur agrégé à la Faculté, Médecin de l'hôpital Tenon
Le diabète sucré. 7 50

Dr RIBADEAU-DUMAS
Médecin de la Maternité de Paris
Les débuts de la tuberculose pulmonaire. Illustré. . . . . 10 »

Dr René SAND, GOVAËRTS (de Bruxelles),
M. le Dr HASKOVEC (de Prague),
Mlle le Dr Van HERWERDEN (d'Utrecht).
MM. **Louis FOREST, Lucien MARCH,**
le **Prof. LETULLE,** les **Drs APERT,
HEUYER, PAPILLAULT, QUEYRAT,
SCHREIBER** et **VIGNES** (de Paris).
L'examen médical en vue du
mariage . . . . 12 »

Dr Clément SIMON, Médecin de l'Infirmerie spéciale de Saint-Lazare
La syphilis. Illustré . . . . 10 »

Dr Henri STÉVENIN, Médecin des hôpitaux de Paris, Ex-Chef de clinique de la Faculté
La coqueluche. 7 50

Dr TIXIER, Médecin des hôpitaux de Paris
Les anémies. 7 50

Dr Henri VERGER
Prof. de médecine légale à l'Université de Bordeaux
Médecin des hôpitaux
L'évolution des idées médicales
sur la responsabilité des délinquants . . . . 7 »

15849. — Paris. — Imp. Hemmerlé, Petit et Cie. 5-1920.